301健康科普丛书

肺癌

主　编：田　庆　　陈良安　　刘又宁

副主编：解立新　　佘丹阳　　崔俊昌

　　　　管希周　　汪建新　　胡　红

编　者：齐　菲　　赵　薇　　王韧涛

　　　　王慧霜　　安　杨　　苏宪玲

军事医学科学出版社

图书在版编目（CIP）数据

肺癌/田庆，陈良安，刘又宁主编.—北京：军事医
学科学出版社，2014.2
　（301健康科普丛书）
　ISBN 978-7-80245-836-9

Ⅰ.①肺… Ⅱ.①田… ②陈… ③刘… Ⅲ.①肺癌—诊疗—问题解答
Ⅳ.①R734.2-44

中国版本图书馆CIP数据核字(2014)第029307号

策划编辑： 孙　宇　赵艳霞　　　**责任编辑：** 王彩霞　吕连婷
出 版 人： 孙　宇
出　　版： 军事医学科学出版社
地　　址： 北京市海淀区太平路27号
邮　　编： 100850
联系电话： 发行部：　(010)66931049
　　　　　　编辑部：　(010)66931053,66931104,66931039
传　　真： (010)63801284
网　　址： http://www.mmsp.cn
印　　装： 三河市双峰印刷装订有限公司
发　　行： 新华书店

开　　本： 710mm×1000mm　　1/16
印　　张： 8.25
字　　数： 95千字
版　　次： 2014年5月第1版
印　　次： 2014年5月第1次
定　　价： 29.00元

本社图书凡缺、损、倒、脱页者，本社发行部负责调换

301 健康科普丛书

编委会

前言
preface

世界卫生组织 2014 年初发表的《世界癌症报告》称，癌症已经成为全世界人类最大的致死原因，发病率与死亡率均呈持续上升趋势。而肺癌在全球癌症病例中上升最快，目前已成为全球最大的杀手，死亡率占所有癌症死亡率的 19.4%，远超过第二位肝癌死亡率的 9.1%。同时，在我国 60% 以上的肺癌患者在诊断时已经为晚期，不能进行手术切除，预后极差。晚期患者平均的中位生存时间仅仅在 10 ～ 12 个月之间。

同时我们也清醒的认识到，我国人民对该病的认识还有很多不足、很不科学，往往导致一人患肺癌而给全家带来灾难性的后果。例如，在肺癌的预防方面，虽然很多人都知道吸烟会导致肺癌，但还是没有引起足够的重视，没有尽早戒烟，最终罹患肺癌。政府也在与烟草的斗争中缺位并且丧失了政府的公益性，各地方政府都把烟草当做财政创收的手段，导致禁烟活动一次又一次彻底的失败，罹患肺癌的居民数量飙升。大多数吸烟的高危人群也没有进行规律科学的早期肺癌的筛查，导致我国的多数肺癌患者在诊断时已是晚期。部分居民患肺癌后不是去正规医院接受正规的诊断和治疗，而是偏听偏信，对很多没有科学依据的方法报以厚望，患者家庭也投入了大量精力和金钱，既浪费了大量的金钱也延误了对疾病的诊治。只有关注上述这些基本问题，肺癌的患病率和死亡率才有可能在未来出现下降的趋势。

解放军总医院呼吸内科是教育部国家重点学科、北京市重点学科、全军呼吸病研究所、全军肺损伤及感染重点实验室、北京市呼吸病重点实验室。近年承担了国家和军队的多项肺癌研究课题，取得了丰硕的研究成果。呼吸内科每年接诊患者10余万人次，收治患者5千余人次，其中收治肺癌患者每年达到2000余人次。我呼吸内科肺癌专业组在著名专家陈良安教授的带领下，规范了肺癌的诊断和治疗，加强了在肺癌基础研究和转化型研究领域的工作，并且积极开展肺癌患者的介入治疗，为广大肺癌患者提供了与国际接轨的诊断和治疗。

本书的作者多是从事肺癌诊治工作多年、临床经验丰富的专家。他们从肺癌的预防、诊断、治疗、日常保健等多个方面进行了深入浅出的介绍，力图通过较小的篇幅、通俗易懂的语言向人们讲解与肺癌相关的科学问题，使得肺癌患者及亲属通过阅读本书对肺癌的诊治有初步的了解，能够科学的选择诊断与治疗的方法，而不被社会上众多没有科学依据的方法所欺骗。本书既是一本浅显易懂的科普教材，也可以作为年轻医生的参考书。

感谢各位参加本书编写的医生能够在百忙之中撰写本书，也感谢编辑同志对本书耐心的编审和鼓励。

编者

2014 年 2 月

目录
catalog

第二篇　就医指导　　31

第三篇 治疗篇　　61

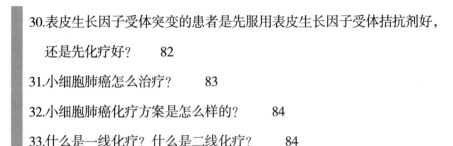

第四篇 肺癌与饮食　89

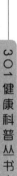

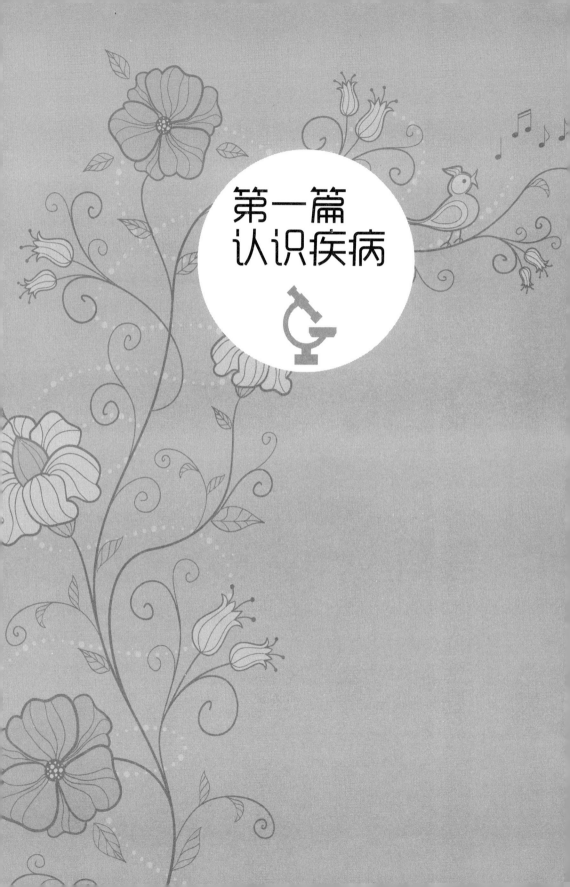

第一篇
认识疾病

1. 什么是肺癌?

专家回复：在医学中"癌"主要是指恶性的肿瘤，也就是可以发生全身转移、侵袭周围的组织，如果不能根治将导致患者死亡的肿瘤；相对应良性的"瘤"通常是指仅仅在局部生长，不发生其他器官转移的肿瘤。肺癌在医学术语中全称是"原发性支气管肺癌"，顾名思义是来源于支气管各个部分的癌症，主要起源于支气管黏膜或者腺体。它们不仅可以引起肺部的症状，还可以发生其他脏器的转移，如果不能根治，将严重威胁患者的生命。

2. 肺癌是什么原因造成的?

专家回复：导致肺癌的原因有吸烟、大气污染、被动吸烟、工作中接触致癌物质、遗传因素、慢性肺部疾病等。其中最主要的原因是吸烟。

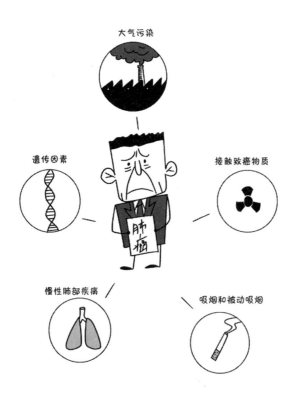

大气污染

遗传因素

接触致癌物质

肺癌

慢性肺部疾病

吸烟和被动吸烟

3. 吸烟与肺癌的关系是怎样的？

专家回复：大量的流行病学、生物学的研究均证实吸烟是肺癌最主要的发病原因，吸烟致癌已经是科学界乃至全社会的共识。虽然烟草生产企业千方百计地想撇清烟草和肺癌的关系，但大量的科学数据使吸烟致癌成为铁的事实。吸烟者肺癌的发生

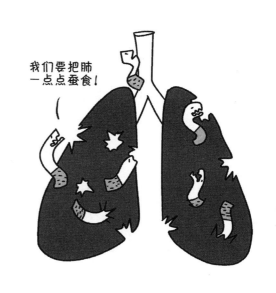

我们要把肺一点点蚕食！

率比不吸烟者高 9 ~ 10 倍，吸烟较多的患者，肺癌的发生率比不吸烟者高 10 ~ 25 倍以上。吸烟的量越多、开始吸烟的时间越早、吸烟的时间越长，肺癌的发生率就越高。这从另外一个侧面提醒我们，戒烟越早、吸烟越少或者不吸烟，未来患肺癌的几率越小。当然被动吸烟也与肺癌的发生有关系，而且关系密切。许多女性肺癌患者，其肺癌的发病与家庭内其他成员长期吸烟、其长期被动吸烟有关。戒烟后肺癌发病风险逐年下降，直到 10 ~ 20 年后吸烟者的肺癌发病率才接近不吸烟者的水平。

4. 烟草中含有哪些致癌物质？

专家回复：烟草、香烟制造过程中添加的香料和卷烟用的纸张在不完全燃烧时可以释放出超过 3000 种的有毒物质，其中大多数是致癌物，

包括一氧化碳，尼古丁等生物碱、胺类、酚类、烷烃、醛类、氮氧化合物、多环芳烃类、杂环族化合物，重金属元素等。下面我们举例说明几个典型的重要的致癌物。

首要致癌物是苯并芘，它是非常强的致癌物质。日本学者曾经做过实验，将苯并芘涂在兔子的耳朵上，涂到第 40 天的时候，兔子耳朵上便长出了肿瘤，可想而知其致癌性有多强。苯并芘虽然不是直接致癌物质，但是它的活化代谢产物是强致癌物质，它可与 DNA 紧密共价结合，造成 DNA 损伤，如果 DNA 不能修复，细胞就可能发生癌变。动物实验证实其经口腔、皮肤及呼吸道吸入、经腹膜腔注射，均可以导致肿瘤的发生。苯并芘在环境中比较稳定地存在，所以它也可以作为大气污染的标志性物质；这从一个侧面显示它在致癌的化学物质中的重要性了。再简单说说烟草中的其他致癌物质，例如烟焦油含有多种致癌物质；尼古丁不仅可以促进肺癌的发生，而且也是烟草成瘾的重要化学物质之一；氰化物、醛类等可以对支气管黏膜造成损伤，并减弱肺泡巨噬细胞的功能，使支气管上皮更容易发生感染及慢性炎症，长期接触的结果是产生癌变。

烟草中含有大量的致癌物的事实是不容忽视的，也是不容任何人歪曲的，任何否认烟草致癌的言论和行为都是错误的。这些宣扬烟草不致癌的人的主要目的就是通过兜售烟草而赚取利益，全社会需要引起警惕。

5. 吸过滤嘴香烟比水烟患肺癌的几率是否会小一些？

专家回复：以前的烟草并没有过滤嘴，过滤嘴的发明也是想把烟草中的有害物质去除掉，但是预想的结果——烟草中有害物质的减少并没有发生，而肺癌的病理学疾病谱却发生了巨大的变化：早先的肺癌以中央型的肺癌多见，病理类型是鳞状细胞癌多见，但是过滤嘴香烟发明问世后，周围型腺癌所占的比例却升高得很明显。仔细分析不难发现其中的原因：过滤嘴滤掉了部分颗粒比较大的有害微粒，但是并不能过滤掉颗粒比较小的微粒，颗粒比较小的有害微粒可以抵达呼吸系统的远端，并沉积下来而致癌。因此，外周型肺癌的发生率增多了。

再说说水烟，未完全燃烧的烟草产生的烟雾是否会被水吸收呢？答案是否定的。因为烟雾通过水的时间很短，难以被水充分地吸收，而且大多数的有毒颗粒是不溶于水的，这使得水烟害处小的说法是不成立的。相反，现在有研究发现长期吸水烟对肺组织的破坏是非常严重的，高于吸普通烟草的患者。另外，现在有很多科学研究都证实：任何对香烟进行改造而欲减低其危害的做法都是徒劳的，只有尽早戒烟或者不吸烟，才能有效降低香烟对人们的危害。

 6. 戒烟后是否就不会得肺癌了？

专家回复：戒烟确实可以减低肺癌的发生率，但是这个效应不是在戒烟后立刻显现出来的，需要在戒烟很多年后才慢慢地显现出来。因为烟草中的致癌物质会较长时间地在人体存积，完全排出体外需要很长的时间，而且致癌物质对细胞和遗传物质的损伤也需要很长时间才能恢复。所以，戒烟后肺癌发生率的下降会在 10 ~ 20 年之后才会有明显的降低。戒烟越早，肺癌发生率下降越早，尽早戒烟才能使未来肺癌的发病可能性降低。

7. 大气污染为什么也是导致肺癌的原因之一?

专家回复:自 20 世纪初以来,全世界都经历了工业化的道路,与此同时在全球范围内肺癌的发病率也逐年上升,肺癌发病率的上升和工业化程度有很大的相关性。有很多关于空气污染程度和肺癌发生关系的研究,结果均是:空气污染严重的地区肺癌的发生率和死亡率明显较高。例如,在中国的几个重工业城市如沈阳、鞍山等,肺癌的死亡率显著高于轻工业城市;同样,在美国和欧洲城市尤其是工业化程度高的城市,居民的肺癌死亡率明显高于乡村地区。更有说服力的是:在城市中,距离主干道越近的居民,其肺癌的发病率越高,这说明空气污染对肺癌的发生有着明显、直接且严重的影响。

污染的空气中有哪些物质可以直接导致肺癌发生率的升高呢?污染的空气中也含有成千上万种致癌物,主要来源于燃料燃烧和大规模的工矿企业,例如苯并芘、氧化亚砷、放射性物质、镍等重金属,不完全燃烧的脂肪族碳氢化合物等。因此在空气污染严重的城市,"免费吸烟"的说法也不无道理。城市污染空气的另外一个重要的物质是氮氧化物,主要是一氧化氮、二氧化氮这两种,它们大部分来源于矿物质燃烧过程中释放的气体及汽车尾气,后者在一些城市已经成为主要的污染物。

8. 在工业生产中有哪些物质与肺癌发病有关?

专家回复:在工业生产中与肺癌发生有关的物质有很多,包括石棉、砷、多种重金属、煤焦油、氯甲醚等,以及放射性物质如铀、镭等衰变时产生的氡、电磁辐射和微波辐射等。接触时间越长、暴露的量越多，发生肺癌的危险性越高。

石棉是一种从矿物中提取的物质，其纤维非常细，由于其制造的保温材料性能非常好，被广泛应用于工业生产的很多领域。但它是世界卫生组织确认的致癌物，可引起肺癌和间皮瘤，国际癌症研究机构已经将其定为环境致癌物。石棉生产区肺癌发病率为其他地区的 6.23 倍，从接触石棉到发生肺癌可能需要 10 ~ 20 年甚至更长的时间，然而同时有吸烟嗜好会加速肺癌的发生。铀暴露和肺癌发生之间也有很密切的关系，特别是铀矿中的氡，威胁到从业人员的身体健康，同样吸烟也会加速致癌的过程。另外，某些金属矿如金矿、铜矿中均含有砷，砷同样也会增加肺癌的患病风险。

9. 二手烟会使肺癌的患病率升高吗?

专家回复：一些肺癌患者，尤其是女性肺癌患者从来不吸烟，可以说一支烟都没有吸过，为什么会得肺癌了呢？其实原因也很简单：她们的生活或者工作场所中有些吸烟的人，经常和他们接触的同时也吸入了大量的烟草烟雾。烟草中含有数量众多的致癌物，被动吸烟也就是在吸烟者附近吸入了空气中烟草燃烧时所释放的烟雾也会导致肺癌发生率升高，其实也不难理解。

资料表明，二手烟也称为环境烟草烟（ETS），它包含了来源于吸烟者的主流烟雾，也涵盖从雪茄和纸烟中直接排出的侧流烟，为吸烟者所呼出的气体和香烟本身燃烧的烟雾的合称。二手烟中包含有4000 多种物质，其中有 40 余种致癌物质，直接被不吸烟的人吸入体内，也可能和氡气的衰变产物混合在一起被吸收。被动吸二手烟比主动吸烟对致癌物的敏感性更高，对人体健康的伤害更大。有一个非常典型的二手烟致癌的例子：沈阳有一家人，男主人在 2010 年查出肺癌，虽经过积极治疗还是于 2011 年去世。妻子在照顾丈夫的日子里也发现自己出现咯血的现象，经检查也发现患上了肺癌；更为不幸的是 2012 年，他们 29 岁的女儿也检查出患上了小细胞肺癌。究其原因是因为男主人烟瘾非常大，并且东北地区房屋密封性好，女主人和女儿经常吸入的二手烟是杀手。

 10. 生活中还有哪些因素会造成肺癌发生率升高?

专家回复：除了上面说到的吸烟、被动吸烟、空气污染和职业接触以外，生活中还有一些其他的因素可以导致肺癌患病率增加，那就是其他的烟雾接触。如厨房中的油烟，我国家庭日常食物加工有用油煎、炒的习惯，在煎、炒过程中食用油的温度最高达 300℃，在这么高的温度下散发的油烟中含有多种致癌物，如苯并芘等，这是我国经常在家做饭妇女患肺癌的重要因素。还有生物燃料也可以释放出大量的致癌物，导致肺癌发生增加：在印度的一些地区有把牛粪作为燃料的生活习惯，我国西藏某些地区的居民使用火塘燃烧牛粪等取暖，都会导使环境中的多环芳烃浓度显著增高，从而导致肺癌等常见恶性肿瘤发病率升高。

因此，人们需要对煎、炒、炸的烹饪习惯进行改良，减少生物燃料的使用，注意加强厨房的通风，才能有效降低家庭成员的肺癌发病率。

 11. 肺癌遗传吗?

专家回复：常有朋友问，家里有人得了肺癌，是不是他们也容易得肺癌？肺癌和通常意义上得遗传病的概念是不同的。通常意义上的遗传疾病是因为特定的基因发生突变而导致遗传病的发生，可以从某个基因发生突变的状态而判断患者的亲属发病的几率。但目前还没有发现某种基因发生突变一定会导致肺癌的发生。有研究发现某些基因的突变会导致肺癌的发病率升高，就是说某些基因是肺癌的易感基因，会增加肺癌的发生可能性，但是有这种改变并不一定会得肺癌。一个家庭中如果有人患了肺癌，家庭成员在考虑患肺癌风险的时候，首先最主要的因素还是要考虑是否有吸烟史，是否有被动接触烟雾等情况。如果一个家庭中有人患了肺癌，其他成员也不要太紧张，尽量不要吸烟、吸烟的朋友要尽早戒烟、少接触烟雾、经常性检查身体，也可以远离肺癌的危害。

12. 怎样预防肺癌?

专家回复：大家都知道肺癌是癌中之王，病死率高，那怎么才能不得肺癌呢？也就是说怎么样才能预防肺癌的发生呢？说到预防，现代医学将预防分为几个层次，如一级预防、二级预防、三级预防等。一级预防也称为病因预防，是指在疾病还没有发生的时候，针对病因和危险因素采取措施降低有害暴露的水平，增强个体对抗有害暴露的能力，预防疾病的发生。具体到肺癌，最重要的预防措施是戒烟或者不吸烟，不接触有害的气体、烟雾和物质，戒烟越早或者吸烟量越少，患肺癌的几率越小。生活在空气污染少的地区患肺癌的几率也小。所以肺癌的预防是一个全社会的问题：你自己不吸烟或者戒烟了，但是工作、生活的地方都有吸烟者，那你还是在被动吸烟。现在我国控烟的工作做得还很不够，公共场所吸烟还是屡禁不止，对烟草行业的约束力也很差，甚至还选出"烟草院士"，未来控烟的工作有很大的发展空间。再进一步讲，你不吸烟了、周围也没有吸烟的人、没有被动吸烟了，但是空气中尽是污染物，也让你无处可逃，患肺癌的几率还是比较高。所以肺癌的预防是全社会的问题，应该得到足够的重视。

 13. 早期肺癌和晚期肺癌有什么区别?

专家回复：早期肺癌的特点是肿瘤组织小、没有侵犯周围组织结构、没有远处转移，只要通过手术切除原发病灶，身体里没有肿瘤组织、细胞，那就是成功地治愈了肺癌。总之，早期肺癌是有治好的可能性的。如果肿瘤组织侵犯了周围组织，特别是重要的器官，如心脏、大动脉、食管等，不能通过手术完全切除，用不了多久肿瘤就会转移和复发，在这种情况下即使肿瘤组织不是很大，也是晚期肺癌的特点。还有些患者，肿瘤已经不仅仅局限在原来发生的部位了，转移到了其他的部位，如骨头、肝脏、脑等器官，这些是典型的晚期肺癌的表现。晚期肺癌患者的肿瘤部位很多，不可能被手术完全切除，虽然肺癌的化疗和分子靶向治疗在近年有了长足的进步，但是晚期肺癌患者的生存时间仍然很短，平均生存期只有10 ～ 12 个月，预后较差。

总之，早期肺癌积极处理预后良好，晚期肺癌生存时间非常有限，这些就是早期与晚期肺癌的最大差别。这也提示我们早期发现是多么重要。

 14. 肺癌出现的"报警信号"有哪些?

专家回复：肺癌的早期也会有一些症状，有的时候比较轻微，如果没有引起患者的足够重视，而当做普通的呼吸疾病来对待的话，有可能会发展到晚期才被发现，错过早期治疗或者痊愈的机会。所以有肺癌高危险因素的患者需要格外注意以下早期"报警信号"：

（1）持续较长时间的咳嗽（2～3周以上），经过抗感染、止咳治疗后效果不佳。

（2）原有慢性支气管炎等疾病，但是近期咳嗽的性质发生了变化。

（3）无肺炎、支气管扩张等疾病，但是痰中持续或间断带血。

（4）反复发作的同一部位的肺炎。

（5）原因不明的四肢关节疼痛及末端指（趾）头增粗。

（6）既往肺部有陈旧性结核病灶，但其形状和性质发生了变化。

（7）不明原因、无发热等症状的胸腔积液。

上述是主要的一些早期肺癌的症状，但是如果身体有其他的不适也要及时就医，因为疾病的表现往往是千变万化的。

 15. 肺癌的早期症状有哪些?

专家回复：肺癌在早期也仅仅有一般呼吸系统疾病所共有的症状，如咳嗽、血痰、低热、胸痛、气闷等，很容易被忽略。肺癌早期常见症状的具体表现：

（1）咳嗽：由于肺癌生长在支气管肺组织上，会对位于支气管黏膜下的神经末梢产生刺激而引起咳嗽。

（2）低热：中心型肺癌可以阻塞支气管，而产生阻塞性肺炎；发热温度可高可低，重症肺炎患者可以有高热，抗感染治疗后可能会有所好转，但是很快会复发。

（3）胸部疼痛不适：早期肺癌胸痛较轻，常为位置不确定的隐痛。

（4）痰中带血：肿瘤炎症致坏死、毛细血管破损时会有少量出血，往往与痰混合在一起，呈间歇或断续出现。很多肺癌患者就是因痰血而就诊的。

（5）有些肺癌虽然是早期，但是由于肿瘤分泌特定激素的原因，尽管早期肺癌的体积不大，但也会有一些肺外的表现。最常见的是骨关节症状：肺癌细胞能够分泌某些特殊的内分泌激素（异源性激素）、抗原和酶，这些激素随血液到达骨关节部位，导致骨关节肿痛。可累及胫骨、腓骨头、尺桡骨等部位，也可以表现为杵状指（趾）。

 16. 肺癌的晚期症状有哪些?

专家回复：肺癌发展到晚期可引起远处的多发转移，局部侵犯重要的脏器和组织，或者产生体腔的大量积液等症状，严重影响患者的生存和生活质量。

（1）声音嘶哑：有时肺癌原发病灶很小，但是转移的病灶却较大，例如转移的病灶压迫喉返神经，可以产生声带麻痹进而导致声音嘶哑。转移病灶产生的症状早于原发病灶产生的症状。

（2）胸痛：这是肺癌局部扩散、侵犯胸壁的组织结构和神经末梢而造成的症状，一般来说是晚期肺癌侵犯壁层胸膜的征兆之一。包裹肺脏的脏层胸膜上是没有痛觉神经的，只有当肺癌组织扩散侵犯到壁层胸膜上时才会造成剧烈的疼痛。因此多数已发生胸内区域性播散的肺癌患者会有胸痛的症状。

（3）肩痛：肺尖及其周围组织结构比较复杂，来自颈部、支配上肢的感觉和运动的神经纤维均经此区进入上肢，因此如果肺癌组织直接或间接地侵犯这个区域就会累及到同侧的上肢，使之有疼痛等感觉，被称为肺上沟癌。

（4）颜面部肿胀：晚期肺癌如果伴随纵隔淋巴结的肿大，肿大的淋巴结可以压迫胸腔内的上腔静脉，导致上腔静脉回心脏血流减慢甚至血流仅仅为一个很狭小的细流，远端的颈静脉等发生回流不畅和怒张，最终导致颜面肿胀，称之为上腔静脉综合征。上腔静脉综合征的发生是晚期肺癌的一个突出的表现，如果不及时纠正会非常严重地影响患者的生活质量和生存时间。

（5）呼吸困难：晚期肺癌患者常常由于胸腔积液、心包积液、声带麻痹、纵隔淋巴结肿大压迫气道等原因，产生呼吸困难的症状。胸腔积液产生的原因可以有肺癌转移到胸腔、肿大的胸内淋巴结压迫肺部淋巴管的回流等。而心包积液的原因是肺癌转移到心包内引起的。

（6）其他部位远处转移引起的症状：肺癌晚期发生肝、脑转移，可出现肝大、黄疸、呕吐或昏迷等症状；发生骨转移早期一般无任何症状，骨同位素扫描可发现有病变的骨骼；发生右上纵隔淋巴结转移可引起头、面、颈或上胸部水肿及颈静脉怒张等症状。肺癌晚期可呈现恶病质，临床主要表现为极度消瘦、乏力、神经衰弱、精神萎靡不振等，需积极地诊断及处理治疗，以免延误治疗。

 17. 什么是肺癌副癌综合征?

专家回复：肺癌副癌综合征是指由癌细胞产生的某些特殊激素、抗原、酶或代谢产物引起的一系列临床表现，与肺癌的直接侵蚀、转移、阻塞或压迫无关，这些症状和体征可表现于肺以外的各个脏器。

了解副癌综合征的意义在于：这些症状和体征往往出现在肿瘤暴露之前，可成为早期诊断的线索。有些症状或体征（如高钙血症）远较肺癌本身更具危险性，需立即予以特殊的治疗，有效治疗肿瘤可使本综合征消失。

18. 常见的肺癌副癌综合征有哪些?

专家回复：

（1）恶病质（即食欲不振恶病质综合征）：主要表现是肿瘤患者进行性消瘦、食欲减退、全身衰竭等。恶病质产生的原因主要是：①肿瘤的快速生长消耗了大量的营养和热量；②化疗对全身正常细胞也产生了损伤和影响；③其他合并症，如感染时，患者的营养消耗会更快；④部分患者还会有剧烈的疼痛，引起食欲等生活质量的下降。治疗上应该积极治疗原发病，如果肿瘤在治疗后达到缓解的状态，恶病质也会随之改善。也可以服用甲地孕酮等改善食欲和增加体重，但是要注意血栓发生的风险会增高。在治疗肿瘤的同时也需要注意给予全身的营养支持。

（2）骨骼、肌肉和皮肤表现：①杵状指（趾）：表现为末端指（趾）节明显增宽增厚，指（趾）甲从根部到末端呈拱形隆起，也可是肺癌早期的唯一症状；②肺性肥大性骨关节病：表现为对称性的关节肿痛，以大关节受累最常见，需要和类风湿关节炎区分；③多发性肌炎、皮肌炎、硬皮病等特殊的皮肤、肌肉病变。

（3）血液系统综合征：晚期肺癌也会对骨髓造血系统产生影响，例如可以出现贫血、红细胞增多、类白血病样反应等。由于晚期肺组织细胞可以产生多种细胞因子，有些细胞因子可以导致血液的高凝状态，加之部分患者长期卧床，可以造成深静脉血栓的形成。表现为血栓侧肢体的肿胀，一旦血栓脱落至肺动脉可引起肺动脉栓塞，危及患者生命。因此在已经发生深静脉血栓形成或者已经发生肺动脉栓塞的患者，应该给予持续的抗凝治疗，直至肿瘤完全或部分缓解。

（4）高钙血症：高钙血症是晚期肺癌的一个较少见的并发症，常常因为肿瘤广泛转移到骨组织，引起溶骨、钙质入血而产生。主要临床表现是恶心、呕吐、多尿、多饮、食欲减退等，严重者可出现精神错乱、昏迷等表现，甚至可以危害到患者的生命，需要及时处理。

19. 肺癌远处器官转移的表现有哪些?

专家回复：肺癌最常见的转移部位是脑、骨、肝脏和肾上腺。

（1）早期脑转移可能没有任何症状，随着脑内转移肿瘤的增大，患者会出现颅内压力升高的表现，如出现头痛、恶心、呕吐等。如果转移瘤压迫、破坏脑内神经系统，则会引起眩晕、视物不清、一侧肢体无力等表现，如有上述症状应考虑脑转移的可能。

（2）出现固定部位的骨痛，并且化验检查发现血浆碱性磷酸酶或血钙水平升高，可能已经出现肺癌骨转移。血浆碱性磷酸酶或血钙在骨骼病变及骨质被破坏时会升高。

（3）如患者出现厌食、右上腹痛、肝大、黄疸（皮肤和巩膜黄染）和腹水等，合并肝功能异常，应考虑肺癌肝转移的可能。

（4）肾上腺转移的患者可能会出现高血压等表现，也可能没有任何症状。

（5）皮下触及结节则提示肺癌皮下转移。

（6）肺癌还可以转移到体表淋巴结，最常见的是双侧锁骨上淋巴结及颈部淋巴结转移，多在无意中被发现。

如果出现上述临床表现，提示患者有可能发生了肺癌的转移，并且患者的疾病状态已经比较晚了，需要及时、正确地就医；如果在治疗过程中出现上述表现，则意味当前的治疗效果不佳，有可能需要及时调整治疗方案。

20. 什么是肺上沟瘤、Pancoast 综合征和 Horner 综合征？

专家回复：如果肿瘤位于胸廓入口处肺顶部，邻近肺上沟，称为肺上沟瘤。由于胸廓入口狭窄，肿瘤可直接侵犯其中的解剖结构，如前臂丛的低支、肋间神经、星状神经节、交感神经链、邻近的肋骨和椎体等。由于它的部位的特殊性，其临床表现也很有特点。1924 年 Pancoast 等医生对其临床表现进行了详细的描述，因此被称为 Pancoast 瘤，相应的临床表现被称为 Pancoast 综合征。

其主要的临床表现是肩部和肩胛骨椎体缘的疼痛，随着疾病的发展 T_1 神经根受侵时，疼痛可以扩散到手臂，放射到肘部，沿着尺神经分布；如果疾病继续发展疼痛将扩散到 C_8 的皮肤分布区，即前臂的尺侧面皮肤和环指；时间稍久后将发生手部肌肉的萎缩、无力，肱三头肌反射消失。当肿瘤侵犯到交感神经和星状神经节，在面部同侧可出现 Horner 综合征（眼睑下垂、眼球内陷、瞳孔收缩、无汗）。如果肺癌侵犯邻近的骨骼，会引起剧烈的疼痛。如果肺癌侵犯椎管和脊髓神经，会引起脊髓神经压迫的症状和体征。

21. 肺癌与胸腔积液有何关联？

专家回复：胸膜受侵可引起疼痛、呼吸困难、咳嗽，偶尔可引起自发性气胸，但最常见、更重要的症状则是胸腔积液。肺癌是形成恶性胸腔积液的主要原因。15% 的肺癌患者在就诊时有胸腔积液，而在疾病发展的过程中至少有 50% 的患者会出现胸腔积液。肺癌患者出现胸腔积液多数情况下预示着疾病通过外科手术已不可能治愈。

肺癌引起胸腔积液的机制包括直接的机制和间接的机制。

直接的机制：①胸膜受侵，引起胸膜的渗出增加；②胸膜转移受侵引起淋巴管阻塞，胸腔液体回流受阻；③纵隔淋巴结受侵也可引起胸腔液体回流受阻；④胸导管破坏导致乳糜胸；⑤大的支气管阻塞、肺不张、胸腔内静脉压下降，增加了液体形成；⑥心包渗出可增加全身循环和肺循环的静水压。

间接的机制：①低蛋白血症；②阻塞性肺炎；③肺栓塞；④放疗后改变。

22. 什么是肿瘤的分期？

专家回复：常常会有患者问医生，他的疾病是早期还是晚期，还能够治愈吗？所谓的肿瘤分期（staging）通常只针对于恶性肿瘤，良性肿瘤一般不进行分期诊断。通过分期可以评价肿瘤发展的程度，所累及的机体的范围，与重要组织结构的关系等；可以提示肿瘤是否可以通过手术进行切除，是否需要进行其他的治疗，如放射治疗等；是获得病理学诊断后需要进行的判断。

23. 为什么要给肿瘤进行分期？

专家回复：众所周知，大多数晚期肺癌是不可以手术的，因为手术已经无法切除所有的病变，即使切除部分病变，残留的病变也会很快复发。在临床上我们也时常看到，有的患者胸部 CT 发现的病变很小，看上去完全可以手术切除，但是真正进行手术切除后，反而很快在其他部位也发现了肿瘤转移的迹象，这就是术前分期不仔细的结果。

因此术前需要做全面的检查，如腹部超声（包括肝脏、肾上腺等）、颅脑核磁共振（增强为好，因为很小的转移病灶只有增强时可以看到）、全身骨扫描等，以明确是否除了原发病灶外还有转移的病灶，避免没有意义的手术。使得已经有远处转移的患者避免承受开胸手术之苦，使那些原本并没有转移的肺癌患者得到及时、科学的外科手术治疗。准确的肺癌分期对治疗方式的选择是非常重要的，也使得患者及家属可以较好地理解患者的病情，同时统一的肺癌分期系统也是医生同行们进行学术交流的共同语言，有益于肺癌学术水平的提高。

24. 分期的背景和历史是怎样的?

专家回复：恶性肿瘤的 TNM 分期法已经有 60 多年的历史，随着医学科学的发展和对肿瘤规律认识的深入，期间又经数次修订。恶性肿瘤进行解剖学分期是 Denoix 于 1944 年提出的。1953 年，国际抗癌联盟（International Union Against Cancer，UICC）正式提出根据原发肿瘤、淋巴结转移和远处转移的情况对肿瘤进行分期。此后，许多国家分别进行了大规模的临床研究，获得了很多分期与预后的科学数据，UICC 于 1968 年提出了恶性肿瘤 TNM 分期的第 1 版，明确了 23 个不同部位恶性肿瘤的 TNM 分期标准。肺癌的 TNM 分期方法是 1973 年被美国癌症联合会（American Joint Committee on Cancer，AJCC）所采用，并于 1974 年收录于 UICC 和 AJCC 联合发表的第 2 版《恶性肿瘤 TNM 分期法》中。1982 年进行了 1 次修订。1986 年提出了一种新的肺癌分期方法，并于 1987 年被 UICC 和 AJCC 收录于第 4 版《恶性肿瘤 TNM 分期法》中。第 5 版分期，是依据 Mountain 对德州－安德森医学中心（1975～1988 年）和国立癌症研究所肺癌研究组（1977～1982 年）收治的 5319 例肺癌患者 5 年生存资料的分析，由 UICC 和 AJCC 于 1997 年正式提出。2002 年 UICC 第 6 版《肺癌 TNM 分期标准》继续沿用了 1997 年第 5 版《肺癌 TNM 分期标准》的细则。肺癌分期标准从 1997 年至今已有 10 余年未进行过修订。

目前医学界对 UICC 第 6 版肺癌 TNM 分期标准仍然有很多的争论，为了获得更可靠的临床数据以指导肺癌的诊断与治疗，并使得全世界的专家对肺癌的分期有更强的共识，国际肺癌研究联合会（International Association for the Study of Lung Cancer，IASLC）研究了来源于欧洲、亚洲、北美洲和澳大利亚等 20 多个国家、40 多个医学中心 81 015 例患者满足 TNM 分期、病理和生存期随访要求的肺癌患者的临床资料，对 TNM 分期与预后进行了深入的相关性研究，在 2007 年举行的世界肺癌大会上提出了对肺癌第 7 版 TNM 分期的修改建议。截至目前，第 7 版肺癌分期是国际上通用的最新分期方法，也为肺癌的临床研究提供了一个新的参考系统。

25. 为什么要进行第 7 版分期的修改?

专家回复：20 世纪 90 年代日本医生 Naruke 等研究发现 I_A 期和 I_B 期肺癌患者手术后 5 年生存率分别为 73.5% 和 52.7%，同侧同肺叶内转移与同侧肺不同肺叶转移患者的术后生存率也有明显的差异（为 17.8% 和 8.3%，$P<0.05$）。但是也有不少专家对此有不同的看法，例如 Port 等发现肿瘤直径 >3cm 和 ≤ 5cm 的肺癌患者术后 5 年生存率分别为 60.3% 和 77.2%，有显著的统计学差异（$P<0.05$）；Flieder 等发现直径 >2cm 的肺癌发生淋巴结转移的几率是直径 ≤ 2cm 患者的 2 倍多；争论主要集中在 TNM 分期中 T_1 与 T_2 的界限是否应该定为 3cm。随着肺癌研究的进展，第六版肺癌 TNM 分期的争论也越来越多，因此需要对其进行再次修改。

26. 肿瘤临床分期的基本因素有哪些?

专家回复：原发（初始）肿瘤的部位、肿瘤的大小和数量、淋巴结的受累情况（肿瘤是否已经侵及邻近的淋巴结组织）、是否存在转移病灶（肿瘤是否已经播散至体内的远处部位）。

27. 依据哪些方法对肿瘤进行分期?

专家回复：

（1）物理诊断：物理诊断可以为医生提供相关线索，了解肿瘤的位置、大小以及是否已经侵及淋巴结组织，和 / 或累及其他器官。

（2）影像学检查：影像学检查手段可以提供原发肿瘤位置，受累和播散情况的相关信息，是决定肿瘤分期的重要检查方法。随着医学技术的进展，大量的先进技术应用于影像学检查中，目前主要用于肿瘤分期的手段包括放射线检查（X-ray）、超声检查（ultrasound）、核磁共振（magnetic resonance imaging，MRI）、计算机断层扫描（computed tomography，CT）、内窥镜检查（endoscope）以及近年来广泛应用的正电子发射成像（positron emission tomography，PET）。

（3）实验室检查：实验室检查用以分析从患者体内得到的血液，尿液和其他体液组织，也可以提供很多肿瘤的相关信息。特别是一些具有高特异性的肿瘤相关标记产物的检查。

（4）病理检查：病理报告的信息包括肿瘤的大小，是否侵及其他组织和脏器，肿瘤细胞的类型、肿瘤的分化程度（反映肿瘤细胞与正常组织的相似程度）。通过对切除的肿瘤或是通过内窥镜等手段获得组织切片在显微镜下进行观察分析，可以为确诊肿瘤和肿瘤的准确分期提供帮助。

（5）外科手术记录：手术记录有助于了解术中的具体发现，肿瘤的大小、外观，并且可以和影像学等检查互为参考，来提供有关于淋巴结和其他器官受累的直观信息。

28.PET-CT 可以提高非小细胞肺癌分期的准确性吗?

专家回复：PET-CT 检查可以检测到代谢活跃的病灶，包括原发和转移的肿瘤组织，因此手术前进行 PET-CT 检查可以提高肺癌临床分期的准确性。临床上常常见到虽然原发病灶并不大，但是在远离原发病灶的部位已经有了转移的病灶，有些转移病灶比较小，进行肺癌分期评价的常规检查如超声检查、核磁共振检查等往往不能够及时地发现，有时被认为是早期肺癌的患者在接受手术后"很快发生了转移"。其实，并不是原发肿瘤没有切除干净，而是在手术前已经发生了转移，只不过常规的检查方法因没有足够的敏感性而没有发现罢了。

另外，PET-CT 检查对淋巴结转移的判断较 CT 检查是比较准确的，过去认为与肺癌转移密切相关的纵隔淋巴结大小在 1cm 以上就意味着这个淋巴结已将有转移了；但是深入的研究发现以淋巴结的大小来划分是否有转移并不准确，部分患者合并纵隔淋巴结的慢性炎症性改变，虽然大于 1cm 也不一定有转移；而在另一些患者，虽然淋巴结大小没有超过 1cm，其中已经有了微小的转移病灶。但是 PET-CT 检查对是否有淋巴结转移的判断要准确得多，是所有无创检查中最准确的了。

然而，什么事情都不是绝对的。在几种情形下 PET-CT 也会有一定的误差，例如：淋巴结直径小于 0.5cm，虽然有转移，但是由于淋巴结太小，肿瘤细胞引起的代谢增加往往不明显，因此略高代谢的信号被平均到较大的空间中就不容易被显示出来；如果转移病灶在脑内，由于脑部的代谢本身就强，再加上病变过小，即使做了 PET-CT 也不容易发现脑部的微小转移。

总之，目前新的肺癌指南还是推荐 PET-CT 作为肺癌分期的检查之一，它的应用在多数情况下会提高分期的准确性。

29. 常用肿瘤分期的类型有哪些？

专家回复：

（1）临床分期（clinical staging）：通过物理诊断、影像学检查、病理活检等手段得到肿瘤分期的信息。临床分期往往是医生在患者接受治疗前进行诊断时所做出的。目前很多肿瘤的治疗不仅仅依靠手术，手术前的治疗作为标准治疗方案也广泛应用于多种肿瘤。那么相对准确的术前临床分期对临床医生筛选需要接受术前治疗的病例提供了重要依据。准确的术前临床分期有助于选择合适的患者接受术前新辅助治疗，避免过度治疗（overtreatment）或是治疗不足（undertreatment）情况的发生。

（2）病理分期（pathological staging）：只能针对接受手术切除肿瘤或者探查肿瘤的病例。并且病理分期是综合了临床分期和手术结果所做出的。它对于判断患者的预后和制定术后辅助治疗的策略至关重要。

30. 非小细胞肺癌分期的具体内容有哪些？

专家回复：TNM 分期系统是目前国际上最为通用的分期系统。TNM 分期系统是基于肿瘤的范围（"T"是肿瘤一词英文"tumor"的首字母）、淋巴结播散情况（"N"是淋巴结一词英文"node"的首字母）和是否存在转移（"M"是转移一词英文"metastasis"的首字母）。

T 分期		定义	亚组
T0		无原发肿瘤	
T1		≤ 3cm，被肺或脏层胸膜包绕，未累及叶支气管近端以上位置	
	T1a	≤ 2cm	T1a
	T1b	>2cm 但 ≤ 3cm	T1b
T2		>3cm 但 ≤ 7cm 或肿瘤具有以下任一项：侵犯脏层胸膜，累及主支气管、距隆突 ≥ 2cm，肺不张 / 阻塞性肺炎蔓延至肺门但未累及全肺	
	T2a	>3cm 但 ≤ 5cm	T2a
	T2b	>5cm 但 ≤ 7cm	T2b
T3		>7cm	T3 $_{>7}$
		或直接侵犯胸壁 / 膈 / 膈神经 / 纵隔胸膜 / 壁层心包	T3 $_{Inv}$
		或肿瘤位于主支气管、距隆突 ≤ 2cm	T3 $_{Centr}$
		或全肺肺不张 / 阻塞性肺炎	T3 $_{Centr}$
		或分开的肿瘤结节位于同一肺叶	T3 $_{Satell}$
T4		任何大小肿瘤侵犯至心脏、大血管、气管、喉返神经、食管、椎体或隆突； 或分开的肿瘤结节位于同侧不同肺叶	T4 $_{Inv}$
N 分期		定义	
N0		无区域淋巴结转移	
N1		转移至同侧支气管周围和 / 或肺门周围淋巴结及肺内淋巴结，包括直接蔓延累及	
N2		转移至同侧纵隔和 / 或隆突下淋巴结	
N3		转移至对侧纵隔淋巴结、对侧肺门淋巴结、同侧或对侧斜角肌淋巴结、锁骨上淋巴结	

M 分期	定义	亚组
M0	无远处转移	
M1a	分开的肿瘤结节位于对侧一个肺叶	M1a Contr Nod
	或肿瘤伴有胸膜结节或恶性胸膜播散 II	M1a Pl Dissem
M1b	远处转移	M1b
特殊情况	**定义**	**亚组**
Tx,Nx,Mx	无法评价 T、N、M 状态	
Tis	原位癌	Tis
T1	任何大小肿瘤表浅扩散，但限于气管或主支气管壁	T1

II 排除细胞学阴性、非血性、漏出性以及临床判断癌症引起的胸腔积液

31.NSCLC 的 TNM 分期是怎样的?

T/M	亚组	N0	N1	N2	N3
T1	T1a	Ia	IIa	IIIa	IIIb
	T1b	Ia	IIa	IIIa	IIIb
T2	T2a	Ib	IIa	IIIa	IIIb
	T2b	IIa	IIb	IIIa	IIIb
T3	T3 >7	IIb	IIIa	IIIa	IIIb
	T3 Inv	IIb	IIIa	IIIa	IIIb
	T3 Satell	IIb	IIIa	IIIa	IIIb
T4	T4 Inv	IIIa	IIIa	IIIb	IIIb
	T4 Ipsi Nod	IIIa	IIIa	IIIb	IIIb
M1	M1a Contra Nod	IV	IV	IV	IV
	M1a Pl Disem	IV	IV	IV	IV
	M1b	IV	IV	IV	IV

32.N 分期依据的淋巴结图谱是怎样的?

专家回复:亚洲与其他地区采用不同的淋巴结图谱,在进行纵隔镜检查或胸廓切开术时,一些相邻淋巴结区域的边界确认的可重复性不高,IASLC 国际分期委员会制定了一套新的淋巴结图谱,并且定义了 7 淋巴结区域。

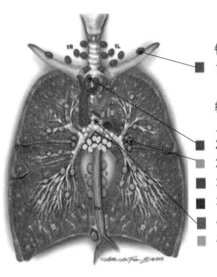

锁骨上区域
■ 1 低颈部、锁骨上和胸骨颈静脉切迹淋巴结

纵隔部上

上区
■ 2R 气管旁(右)
■ 2L 气管旁(左)
■ 3a 血管周围
■ 3p 气管后
■ 4R 气管旁下(右)
■ 4L 气管旁下(左)

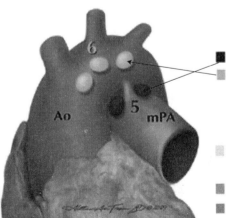

主动脉淋巴结
AP区
■ 5 主动脉下
■ 6 主动脉旁(主动脉升部或横膈膜)

纵隔淋巴结下
峰下区
■ 7 峰下
下部
■ 8 食管周围(龙骨下)
■ 9 肺韧带

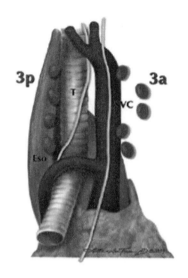

N1淋巴结
门叶间区
■ 10 门
■ 11 叶间

周围区
■ 12 叶
■ 13 分节
■ 14 分节下

33. 小细胞肺癌是如何分期的？

虽然小细胞肺癌可以像非小细胞肺癌一样分期，但绝大多数的医生发现更简单的 2 期系统在治疗选项上更好。这个系统将小细胞肺癌分为"局限期"和"广泛期"（也称扩散期）。

（1）局限期：指癌症仅限于一侧肺且淋巴结仅位于同一侧胸部。

（2）广泛期：指如果癌症扩散到另一侧肺，或者对侧胸部的淋巴结，或远处器官，或有恶性胸水包绕肺。

34. 肺癌 TNM 新分期与旧版分期有什么不同？

专家回复：第 7 版新分期有以下几点改变：①根据肿瘤大小，将原来分期中的 T1 分为 T1a（肿瘤最大直径 ≤ 2cm）和 T1b（3cm ≥肿瘤最大直径 >2cm）；② T2 也分为 T2a（5cm ≥肿瘤最大直径 >3cm），或原来分期中其他情况下的 T2，且肿瘤最大直径 ≤ 5cm 和 T2b（7cm ≥肿瘤最

大直径 >5cm）；③原来分期 T2 中肿瘤直径 >7cm 归在 T3 中；④将原来分期 T4 中的原发肺叶内出现转移灶归为 T3；⑤将原来分期 M1 中的同侧其他肺叶内出现转移灶归为 T4；⑥将原来分期 T4 中的癌性胸水、胸膜种植转移和心包积液归为 M1a；⑦对淋巴结（N）分期仍按照原标准；⑧对转移（M）分期，建议将恶性胸腔积液及同侧胸膜转移结节由目前的 T4 划归为 M1a，将对侧肺小结节转移由现 M1 划归为 M1a，远处转移 M1 中肺外转移划归为 M1b。

综合 TNM 分期的主要变化包括将 T2aN1 由原ⅡB 期划归为ⅡA 期、将 T2bN0 由原ⅠB 期划归为ⅡA 期、将 T4N0 和 T4N1 由原ⅢB 期划归为ⅢA 期。

35. 新版肺癌分期的优势有哪些?

专家回复：

（1）对肺癌治疗更具指导性。建立一个能够比较客观反映患者现状、预后的分期系统，进行准确的临床和病理分期，可以使患者得到充分的个体化治疗，有效地避免过度治疗带来的危害。已经应用了十余年的现行 TNM 分期在临床应用中遇到的这些问题要求我们重新修订现行的 TNM 分期以进一步指导肺癌临床治疗。

（2）新分期系统将更加完善，更具广泛性和权威性。新分期的修订工作不仅有全球肺癌相关学科的研究人员参与，还有验证和方法学研究人员参与，从研究设计、病例资料收集到相关因素分析均有非常严格的要求和操作流程。经过十余年的努力，此次新分期共收集了 1990 ~ 2000 年间来自欧洲、北美洲、亚洲等 19 个国家 46 个研究中心的 67 725 例肺癌患者的临床资料，入组临床病例数远远超过前 6 版总的病例数，且不只是局限于欧美国家。在得出结论后，利用已有数据库资料对结果进行严格地验证。

36. 新版肺癌 TNM 分期存在的不足有哪些?

专家回复：

（1）局限性：由于研究数据来源于全球 19 个国家的 46 个研究中心，对于数据的真实性及可靠性的监测较为有限。纳入研究计划的病例的分布也不均衡（欧洲占 58%，澳洲占 7%，北美洲占 21%，亚洲占 14%），尚没有来源于非洲、南美及印度次大陆的数据。

（2）统计影响：各个研究中心在提交数据时难免会有所侧重，影响到了统计结果的随机性和客观性。各个研究机构的治疗模式有很大的不同，导致了治疗结果的差异，对最终统计患者的生存率也产生了一些影响。

尽管新版肺癌 TNM 分期还存在一些问题，但是对临床肺癌的治疗已经有了更新一步的推进。新版分期标准还有一些待改进的地方，同TNM 分期的肺癌患者，术后生存率存在很大差异，一些 TNM 分期较早的患者术后短时间内死亡，这些患者如果用以支持治疗为主的综合性治疗手段是否能够生存的更久？随着治疗的完善，相信未来的肺癌分期将更科学、更个体化。

37. 肺癌早、中、晚期是怎么分的?

专家回复：谈起肺癌，大家就会很关心肺癌是早期、中期还是晚期。早期肺癌、中期肺癌、晚期肺癌是一种笼统的说法，具体怎么划分呢？

（1）早期肺癌：直径小于 3cm 的肿瘤、没有外侵，没有肺门和纵隔淋巴结转移的肺癌。

（2）早中期肺癌：侵及胸膜或出现肺门淋巴结转移。

（3）局部晚期肺癌：肺部肿瘤转移至纵隔淋巴结，或肿瘤侵犯了胸壁、膈肌、心包和纵隔等结构。

（4）晚期肺癌：肺癌患者出现了肺外转移，如颅脑转移、骨转移、腹腔脏器转移等。

38. 非小细胞肺癌分期与手术有哪些关系?

专家回复：

（1）对于早期患者（ⅠA、ⅠB、ⅡA、ⅡB 期）首选手术治疗。

（2）如患者因医学原因不能接受手术或本人拒绝手术，可选择根治性放射治疗。

（3）对于晚期患者（Ⅳ期）以化疗为主，放射治疗是姑息性的，不宜作手术治疗。

（4）中晚期患者（ⅢA、ⅢB 期）比较复杂。ⅢA 期患者中有一部分仍可以手术，但ⅢB 期患者不适合手术，目前临床上大多采用放疗和化疗来根治，或先作化疗、放疗，再进行病情评估，是否可以手术。这一部分患者是门诊最常见的群体，而早期患者经常是体检发现或因其他疾病住院常规检查时发现的。

39. 肺癌分期与生存期的影响有哪些?

专家回复：根据病期不同，疗效也有明显区别。非小细胞肺癌Ⅰ期患者的 5 年生存率为 60% ~ 80%，ⅠA 期患者的 5 年生存率甚至达到 73%，Ⅱ期患者为 40% ~ 60%，Ⅲ期患者为 10% ~ 30%，Ⅳ期患者5年生存率不到1%。局限期小细胞肺癌的2年生存率超过20%，而广泛期病变的患者不足10%。随着病期变晚，生存的比例越来越小。这些数据不仅医生心中有数，也应该让家属甚至患者有所知晓。

 40. 非小细胞肺癌分期与治疗的关系有哪些?

专家回复：肺癌早期治疗原则——手术。

因为早期肺癌患者有相当大一部分可以治愈，所以健康体检显得尤其重要。一旦发现早期肺癌，及时手术，以争取治愈可能，手术后进行两药含铂方案4～6个周期的辅助化疗，还可以提高到更佳的长期生存。

Ⅲ期和Ⅳ期的肺癌患者属于中晚期肺癌，占70%～80%，大部分失去手术机会，采取以放化疗为主的综合治疗。通过规范的治疗可以充分延长患者的生存时间，提高患者的生活质量，5年生存率可达2%～20%。

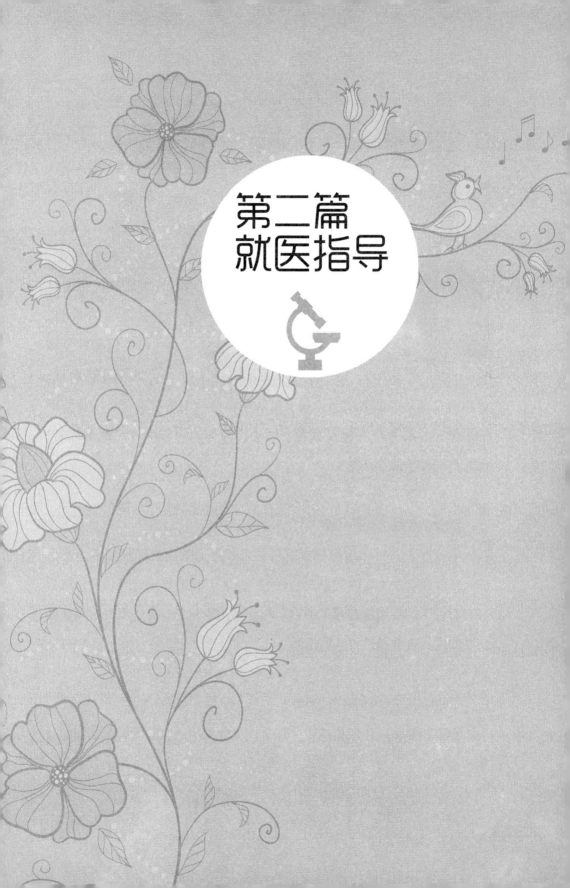

第二篇
就医指导

1. 怎样才能确诊肺癌?

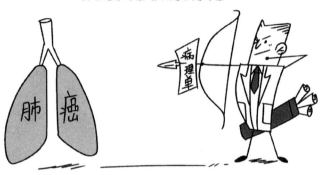

病理结果才能确认是否是肺癌

专家回复:肺癌的诊断是需要病理学来确立的。在临床上,肺癌往往是通过影像学的检查,如 X 线胸片、肺 CT 等最早发现,最初的发现是肺部的阴影。很多疾病在影像学上的表现都可以是肺部的阴影,容易和肺癌相互混淆,因此,肺部的阴影不一定都是肺癌,还需要病理学的确认。

2. 什么是活体组织检查?

专家回复:活体组织检查就是从患者身上的病变部位取出一些组织,或者通过手术切除的办法获得病变组织,再制作成病理切片,然后在显微镜下观察细胞和组织的形态和结构,以确定病变性质,对疾病做出最终的、也就是最权威的诊断。

3. 肺癌被分成哪些病理类型?

专家回复:肺癌依据组织病理学简单分为小细胞肺癌和非小细胞肺癌两类。

4.什么是小细胞肺癌?

专家回复:小细胞肺癌占全部肺癌的 20% 左右,是肺癌中分化程度最低、恶性程度最高的一种类型。常发生于大支气管,生长迅速,转移早,手术效果差,但对化疗和放疗敏感。目前临床上常用的化疗方案:依托泊苷 + 铂类。小细胞肺癌易发生颅脑转移,故国际上比较推崇的是小细胞肺癌化疗后,常配合预防性颅脑放射性治疗,做到早期预防脑转移的发生。

 5.非小细胞肺癌包括哪些病理类型?

专家回复:

(1)鳞癌:肺癌中最常见的病理类型。患者大多有吸烟史。肿瘤主要发生于段以上大支气管,支气管镜检查常可发现病变。手术和放疗是其主要治疗方法。

(2)腺癌:发生率仅次于鳞癌,女性多见,多为周围性肺癌。易发生胸膜转移,出现胸腔积液。手术切除治疗效果不如鳞癌。目前治疗手段主要是化疗和近年来新发现的分子靶向抗肿瘤治疗。

(3)大细胞癌:恶性程度高,生长迅速,转移早而广泛,临床生存期短。

(4)腺鳞癌:肺癌组织内含有鳞癌和腺癌两种成分,且两种成分数量相当。

(5)肉瘤样癌:临床上很少见,高度恶性,癌组织分化差。根据其细胞形态可分为巨细胞癌和癌肉瘤等多种亚型。

(6)类癌:属于神经内分泌癌的一种,恶性程度高,预后差,手术切除结合术后化疗是其治疗方法。

6. 肺癌病理学的分化程度有什么意义？

专家回复：分化是指癌细胞的成熟程度。癌细胞愈接近或相似于相应的正常细胞核组织结构，表明其分化越好或高分化，反之分化差或低分化。一般采用三级分化法：Ⅰ级为高分化，分化良好，恶性程度低；Ⅱ级为中分化，中度恶性；Ⅲ级为低分化，恶性程度高。

7. 免疫组织化学检查有什么意义？

专家回复：免疫组织化学是利用抗原抗体的特异性反应来检测和定位组织或细胞中的某种化学物质的一门技术。典型的分化比较好的肿瘤病理常规切片即可诊断，但是对于一些分化较差的肺癌，在常规切片上，没有明确的鳞癌、腺癌或小细胞癌的组织形态特征时，要确定其组织学类型往往是困难的。而免疫组织化学技术，特别是对大细胞癌分化表型及神经内分泌癌的诊断和鉴别诊断是十分必要的。

8. 免疫组织化学检查是怎么进行的？

专家回复：免疫组织化学过程和流程大概是这样的：取材—固定（通常 24 小时左右）—洗涤—脱水（70% 乙醇 6 ~ 12 小时，80% 乙醇 4 ~ 8 小时，95% 乙醇Ⅰ 2 ~ 4 小时，95% 乙醇Ⅱ 2 ~ 4 小时，100% 乙醇Ⅰ 1 ~ 2 小时，100% 乙醇Ⅱ 1 ~ 2 小时，1/2 纯乙醇 +1/2 二甲苯 20 ~ 30 分钟）—透明（二甲苯Ⅰ 15 ~ 30 分钟，二甲苯Ⅱ 15 ~ 30 分钟）—浸蜡（软蜡 30 ~ 45 分钟，硬蜡 30 ~ 45 分钟）—包埋—切片—贴片（温水捞片）—烤片（37℃过夜）—染色（苏木素染色）—封片。

（1）取材：所谓取材就是将标本的病变部位，以及病变部位与正常组织交接部位切成小而薄的组织块。

（2）固定：固定的对象是组织中蛋白质成分。固定液快速渗入组织，在较短的时间内使组织内外固定，保持其生前的结构状态。固定的标本容易保存，且标本不易从玻片上脱落下来，更重要的是可以去除影响抗原－抗体结合的类脂，使抗原抗体结合物获得较好的染色效果，利于最终的阅片诊断。

（3）洗涤：洗去玻片上的杂质以及固定液，终止固定。

（4）脱水：常选用从低浓度到高浓度的乙醇逐级脱水，组织完全脱水后，可以永久保存，因为水可以分解组织。这样更加利于石蜡进入组织，达到支撑作用，便于切片机切片。

（5）透明：是为了便于浸蜡和包埋。因为大多数脱水剂和石蜡是不相容的，所以，需要选用一种既可以和脱水剂相容又能和石蜡相容的物质来做桥梁。最常用的透明剂是二甲苯，它容易使组织变脆，所以，透明时间不宜过长，常通过肉眼来决定透明时间。

（6）浸蜡与包埋：目的是除去组织中的透明剂，使石蜡渗入组织内，软组织变为蜡块，利于切片。一般要求从低熔点到高熔点递增，蜡温一般控制在65℃左右，不可超过70℃，蜡温过高会使组织过硬、过脆，不利于切片。

（7）切片与贴片：将包埋好的蜡块用切片机切成制片要求的厚度，贴片时光面朝下。

（8）染色：最常用苏木素－伊红染色（HE染色），适用于任何切片，且切片结构清晰，能够长期保存不褪色。

（9）封片：最后的防脱片处理，盖玻片必须大于组织块，封片时要求动作快，封片剂不能过多或过少，防止气泡产生。

 9. 获得病理学标本的方法有哪些？

专家回复：

（1）痰细胞学检查：痰标本的留取，以清晨、深部咳嗽出的标本最好，同时留取痰标本前先用清水漱口，可以避免减少口腔细菌等污染标本。该项检查是肺癌各项诊断手段中最简便易行的方法，患者无痛苦，易接受，可反复进行，且阳性率随痰检次数的增加而提高。可发现早期肺癌，特别是对中央型早期鳞癌的鉴别阳性率较高，可作为可疑肺癌患者特别是中央型肺癌的首选诊断方法。

（2）经皮肺穿细胞学检查及活检：适用于外周型肺癌诊断，可以在超声或 CT 引导下用穿刺细针经皮肤穿过胸壁、胸腔至肺实质的肿块内，吸取小块瘤组织，可做细胞学检查或常规切片观察，能确定肺癌的组织学类型。该操作易产生气胸、血胸等并发症，但是在肺癌特别是外周型肺癌的诊断上，较痰细胞学检查更为实用，且简便易行，定位明确，诊断率高。唯一不足之处是需要在有相应的设备条件下才能进行。

（3）支气管镜活检：分为普通支气管镜检查、荧光气管镜以及超声支气管镜检查及活检（EBUS-TBNA）。普通支气管镜检查适用于发生在气管和大气管的腺瘤及次段支气管以上中央型肺癌的诊断，可从小块支气管黏膜活检组织中确定肿瘤的性质及肺癌的类型；荧光支气管镜检查对气道早期病变（如癌前病变）的诊断有重要的应用价值；对于纵隔淋巴结肿大（尤其是纵隔第4组、第7组以及第11组淋巴结）可行超声支气管镜检查及活检，明确病理类型，这是近年来发展起来的一项比较先进的技术，创伤小，阳性率高。

（4）开胸探查进行快速诊断：适用于一些影像学上考虑为肺癌，术前未能获得肯定的病理学诊断的患者。

（5）胸腔积液细胞学检查：有些肺癌特别是腺癌患者，可较早发生胸膜转移而出现胸腔积液，原发癌部位由于胸腔积液在影像学上难以定位时，亦可抽吸胸水细胞学检查，有助于肺癌的诊断与鉴别诊断。

10. 支气管镜检查的原理是什么？

专家回复：电子支气管镜利用现代高科技，将数万根极细的玻璃纤维组成一根直径仅数毫米的可弯曲的内窥镜，主要由支气管镜、视频处理系统、监视器及电子计算机储存装置所组成。支气管镜镜体较细，柔软可弯曲，检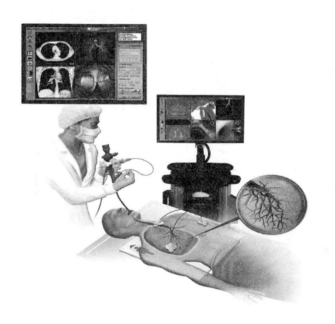

查时将细长的支气管镜经患者的口腔或鼻腔插入患者的下呼吸道，即经过声门进入气管和支气管以及更远端。通过视频系统观察气管、支气管及肺脏内部的病变情况，从而对呼吸系统疾病进行各种诊断和治疗性操作。它能够直接对气管、支气管病变进行刷检和活检，以获取细胞学、细菌学及病理组织学等方面的诊断，明显提高了呼吸系统疾病的诊断与鉴别诊断水平，由于提供了清晰、鲜明、生动的高分辨率支气管图像，使患者和家属对病情以及治疗效果有清楚和直观的了解。电子支气管镜插入到支气管的部位可根据胸部 X 线片或 CT 片大致估计，因为器械有一定的局限性，所以，直接观察的范围也是有限的，只能到达中心的气管和其附近的肺叶、肺段支气管，无法到达末梢。

11. 支气管镜检查之前需要做哪些准备工作?

专家回复：本项检查前至少需禁食 4 小时以上，以避免操作时误吸导致肺炎。一般检查前一天无特殊限制，检查当天早上要空腹，检查时要携带肺 CT 片，以及血常规、血清四项、出凝血时间、心电图等检查结果，并签署知情同意书。患者有药物过敏史、特殊疾病，特别是心肺疾病、青光眼、中风、出血，须于检查前告知医护人员。服用抗凝血剂或阿司匹林者须停药至少 1 周以上，检查当天降血糖药暂停，降高血压药仍需照常服用。检查当天需要有一位成年的家属陪伴。

12. 支气管镜检查疼吗?

专家回复：提起做支气管镜，很多人不免望而生畏，不愿意做这项检查，但是很多患者得了病又感到无奈。这主要是因为大家对这项检查缺乏了解造成的，随着现代医学工程学技术的进展，支气管镜检查技术的发展很快，早已从过去的纤维支气管镜发展为电子支气管镜、超细支气管镜、超声支气管镜，而且，还有了能够做各种治疗的支气管镜等先进设备和技术。在麻醉和检查技术上也有了很大进步，一般人均可耐受。支气管镜检查早已经成为肺科临床诊断、治疗疾病的重要手段。支气管镜一般从鼻腔或口插入，医生还会根据情况需要进行各种麻醉，并没有太大痛苦，也不会疼痛。可以说，只要患者树立良好的心态，积极配合医生是完全可以耐受此项检查的。

13. 支气管镜检查会带来哪些不舒服?

专家回复:此项检查一般比较安全,患者不要紧张,而且随着麻醉方法的不断进步,能够使患者在极少痛苦的情况下完成相关检查。检查前,医生会用1%丁卡因或2%利多卡因进行口腔、鼻腔及气管黏膜表面麻醉,待麻醉充分后方进行检查。气管镜进入气道后,还会用2%利多卡因进行各支气管的麻醉,鼻咽部充分麻醉后,这时患者主观上感觉会有憋气,咽部有哽噎感,这正是麻醉药的作用,客观上患者气道还是通畅的。局部支气管进行麻醉时可能会有轻微的咳嗽,检查过程中麻醉药起效后一般不会有什么不舒服。

14. 支气管镜检查中患者需要如何配合?

专家回复:检查时患者仰卧于检查床上,肩部稍垫高,头部尽量后仰,以利于医生操作。检查时患者应全身放松,保持呼吸平稳,不要憋气,不能说话,以免声带受伤,如有不舒服可以举手表示,不能抬头或摇头;检查过程中可轻咳但不能剧烈咳嗽,以免损伤气道。

15. 支气管镜检查过程中有麻醉吗?

专家回复:支气管镜检查是一种侵入性检查,加之鼻咽喉和气管黏膜表面神经丰富,要求有良好的麻醉效果才能满足检查的需要和避免不良反应。支气管镜检查一般应用黏膜表面麻醉,检查前医生会用1%丁卡因喷雾麻醉口咽部、鼻腔黏膜及声门,总量不超过80mg;用2%利多卡因行气管黏膜表面麻醉,待麻醉充分后方进行检查。气管镜进入气道后，还会用 2% 利多卡因进行各支气管的麻醉，气管及支气管内麻醉剂总量不超过 400mg。

16. 支气管镜检查后需要注意些什么?

专家回复：检查后患者需在恢复室休息观察半小时，无不适后方可由家人或医护人员陪伴离开检查室，术后可能出现鼻咽部不适、疼痛、声嘶、发热等，可于短时或数日内自愈。凡活检者，应注意有无气胸或活动性出血，活检后可有少量出血，若当天咳血量多，应及时到医院就诊。检查结束两小时后，待麻醉作用完全消失后方可喝水、进食。

17. 支气管镜检查可能会有哪些并发症?

专家回复：总的来看，可弯曲支气管镜检查的并发症发生率是比较低的，但当发生并发症时，有时很严重，甚至威胁生命。因此，应对其并发症有充分的认识，并及时做好应对和预防。支气管镜检查可能的并发症：①麻醉药过敏、鼻出血、咯血、发热、感染等；②喉头水肿：强行插入可能引起喉头水肿，重者出现呼吸困难，必要时需即行气管切开急救；③低氧血症：动脉血氧分压下降 10 ~ 20mmHg，对静息动脉血氧分压等于或小于 60 ~ 70mmHg 的患者，在行气管镜检查前，应予吸氧并持续到检查结束；④喘息及气道痉挛：支气管镜的刺激可能发生广泛的支气管痉挛，故对有支气管哮喘者，无论有无症状，均宜氨茶碱预防治疗；⑤窒息：肺功能不全的患者可能在活检后发生少量出血或继发性支气管痉挛，在检查后数分钟内发生窒息；⑥心跳骤停：强烈的刺激可能引起反射性心跳骤停；⑦肿瘤气管、支气管内种植转移；⑧自发性气胸、纵隔气肿；⑨食管 – 气管瘘、气管穿孔、气道梗阻窒息等，这些并发症多与治疗性支气管镜操作有关，如激光治疗、APC 消融治疗等；
⑩其他主动脉瘤破裂等。

根据报告，支气管镜检查本身引起的气胸几率约 0.4%，而出血率
约 0.2%，死亡率 0.03% 左右。经支气管肺活检引起的气胸发生率平均
约 4%，而活检出血率以出血量小于 50ml 计算，约 2.1%。上述状况极
少发生，大体而言，支气管镜是一种尚属安全的检查，可以给临床医生
提供很多诊断及治疗上的信息。

 ## 18. 荧光支气管镜检查的原理是什么？

专家回复：普通支气管镜检查难以发现癌前病变，对早期中央型原
位鳞癌，也只有 29% 的患者能被有经验的支气管镜专家发现。荧光支
气管镜检查是利用细胞自发性荧光和电脑图像分析技术开发的一种新
型支气管镜，使气管镜对肺癌及其癌前病变早期定位诊断的敏感性显
著提高，是对传统的支气管镜技术的重大突破。其技术原理为在蓝色
光线的照射下，支气管上皮的异型增生和微小浸润癌会产生比正常组
织稍弱的红色荧光和更弱的绿色荧光，使病变区呈红棕色，而正常区
呈绿色，借助电脑图像处理可以明确病变部位及其范围，提高了肿瘤
性病变的识别能力。多中心和随机对照研究已经证实了荧光支气管镜
发现原位癌的用途。因此，鉴于荧光支气管镜发现癌前病变的高敏感
性，进行荧光支气管镜检查可作为肺癌高危人群的筛查手段，尤其是
中央型肺癌。

 ## 19. 荧光支气管镜在临床上的应用价值是什么？

专家回复：荧光支气管镜能发现早期的中央型肺癌或癌前病变，作

为肺癌高危人群的体检,具有很大的应用价值。研究表明,用荧光支气管镜早期发现肺癌,治愈率达92%以上。需做该项检查的人群包括:痰检筛查阳性的患者;影像学检查有肺癌可能者;疑有原位癌可能者;肺癌术后随访;高危人群普查(年龄大于40岁,吸烟指数>600支/年)。对拟通过支气管镜介入治疗的肿瘤患者,帮助确定气管支气管肿瘤病灶的位置及范围,引导介入治疗,并监测治疗效果。

20. 超声支气管镜的原理是什么?

专家回复:超声支气管镜将支气管镜与超声探头相结合,在气管镜前端安装超声探头,可以直接观察气管、支气管黏膜下的病灶和气管外病灶以及纵隔内肿大的淋巴结。犹如给气管镜装了一双"火眼金睛",让经支气管壁穿刺活检不再盲目,穿刺几乎百发百中,是一种安全性高、诊断率高、可重复性强,手术创伤非常小的气管镜活检新技术。经超声支气管镜针吸活检术(EBUS–TBNA)可以获得常规气管镜不可获得的纵隔淋巴结及肿物的组织学标本。其活检是在气管内超声引导下实时进行,部位准确,取材满意,并发症及创伤小。

21. 超声支气管镜有哪些用途?

专家回复:超声电子支气管镜把支气管镜和超声结合在一起,解决了检查纵隔淋巴结肿大或纵隔新生物病理诊断的难题。在超声支气管镜的前端,有一个小的超声探头,能看到支气管壁外面有没有肿大的包块或淋巴结,肺癌如果转移到纵隔淋巴结,就可以用超声支气管镜检查出来;此外,它还能看到纵隔(即胸口中间)的肿瘤,以往对这类疾病的诊断通常在支气管镜下做经支气管淋巴结活检或行纵隔镜检查诊断,但

301健康科普丛书——肺癌

这些检查存在准确度差、取材不满意、风险高的缺点，而纵隔镜也存在创伤大、费用高、住院时间长等不足。超声电子支气管镜检查能弥补上述两种诊断技术的不足，创伤小，活检在气管内超声引导下直接进行，部位准确，取材满意，并发症少，患者痛苦小。对于准备进行手术的肺癌患者来说，这项检查尤其重要，因为它能判断肿瘤是否转移，准确预估术后效果，以避免不必要的手术，且整个检查过程都是无创的。

 22. 肺癌的影像学检查有哪些?

专家回复：肺癌的影像学检查有 X 线胸片、CT、MRI、超声成像、核素显像（PET、SPECT 等）、PET-CT、介入放射学等方法。影像学检查的目的是：检出病变、鉴别病变良恶性、判断病变的严重程度（TNM 分期及手术可切除性）、评价临床治疗效果、判断预后、进行介入性诊断或治疗等。目前 X 线胸片和 CT 是最常用的检查方法，CT 是肺癌最常用的分期方法，而 PET-CT 是目前最好的分期方法。在充分发挥 X 线胸片及 CT 检查优势的基础上，根据各医院的设备、经验及临床需要，有目的地选择其他影像检查方法进行综合影像诊断，可提高肺癌的诊断及鉴别诊断效能。

 23. 肺癌的影像学表现有哪些?

专家回复：肺癌的影像学表现主要根据肺癌的部位和大小而异。不同组织学类型的肺癌其生物学行为各异，导致其影像表现也有所不同。在大体病理形态上肺癌主要分为中央型和周围型。中央型肺癌发生在主支气管及叶、段支气管，占肺癌的 60% ~ 70%，多数为鳞状细胞癌、小细胞肺癌、大细胞癌及类癌等，部分腺癌也可为中央型，影像检查可表现为肺门肿块或支气管阻塞性改变等。周围型肺癌发生在肺段以下的支气管，占肺癌的30%～40%，可见于各种组织学类型的肺癌，但以腺癌多见，影像学检查可显示原发肿瘤的形态、轮廓及边缘。

（1）中央型肺癌的CT表现：CT扫描能显示中央型肺癌的一系列改变。早期中央型肺癌CT扫描可显示支气管有轻度狭窄、管壁增厚或腔内结节，也可出现支气管阻塞性改变，CT偶尔可以表现阻塞性肺气肿。中晚期中央型肺癌CT扫描表现为：①支气管异常：包括管壁增厚、狭窄、阻塞及腔内结节等。正常支气管壁厚度均匀，为1～3mm，当肿瘤浸润时，在周围充气的肺组织衬托下，可清晰显示支气管壁的不规则增厚、狭窄等改变。螺旋CT的多平面重建及三维重建图像可显示支气管狭窄的程度、范围及狭窄远端的情况，并可了解肿瘤向管腔外侵犯的范围。CT仿真支气管内镜可顺行或逆行观察支气管腔内的病变形态。②肺门肿块：表现为分叶状或边缘不规则的肿块，可位于某一肺叶支气管周围或附近，常同时伴有远端的阻塞性肺炎或肺不张等改变。阻塞性肺炎表现为受累支气管远侧肺组织实变或斑片状模糊影，多为散在分布。阻塞性肺不张表现为肺叶或肺段的均匀性密度增高并伴有容积缩小。增强扫描可见肺不张近端的肿块轮廓，其强化程度弱于肺不张，密度较肺不张低。③侵犯纵隔结构：中央型肺癌常直接侵犯纵隔结构，受侵犯的血管可表现为受压移位、管腔变窄或闭塞、管壁不规则等改变。④纵隔、肺门淋巴结转移：增强扫描可明确显示肺门、纵隔肿大淋巴结的部位、大小、数量及密度。

（2）周围型肺癌的胸片表现：早期病灶分叶征象少，常表现为结节状或无一定形态的小片状阴影，少数可呈空洞、条索状表现，边缘多毛糙、模糊，只有少数分化小生长慢的肿瘤边缘才较清晰，靠近胸膜者可侵及胸膜形成胸膜凹陷征。肿瘤逐渐发展，由于生长速度不均衡和肺组织支架结构的制约，可形成分叶状肿块，如呈浸润性生长则边缘毛糙常有短毛刺。如肿块较大，中心可坏死形成空洞，空洞一般为厚壁空洞，空洞的内缘凹凸不平。X线片显示肿瘤有钙化者占1%～2%。一些瘤体周边部可有斑片状影，为阻塞性肺炎表现。

（3）肺上沟癌的影像学表现：发生在肺尖部位的周围型肺癌称为肺尖癌，在肺上沟内发生的癌称为肺上沟癌。所谓肺上沟，即指解剖学上锁骨下动脉在胸膜顶和肺上叶尖部通过而形成的沟。就解剖学而言，肺尖癌可包括肺上沟癌，但肺尖癌不能等同于肺上沟癌。肺上沟癌由Pancoast于1932年首次报道，故又称Pancoast瘤。肺上沟癌在肺癌中约占3%，主要为非小细胞癌，早期报道以鳞癌多见，近期文献报道腺癌多于鳞癌。由于肺尖部空间甚小，肿瘤易早期侵及周围结构，如锁骨下动静脉、颈交感干、臂丛神经等，而产生相应的症状，其典型的临床表现为疼痛、Horner综合征、骨破坏和手肌萎缩。胸片可显示肺尖帽增厚、肺尖肿块及骨破坏等。CT扫描对于观察肺尖部病变明显优于胸片，可鉴别肿瘤与胸膜增厚，显示骨破坏、胸壁侵犯范围以及是否向颈根部侵犯。但优于胸顶部呈圆顶状，加之CT扫描肩部常见伪影，使CT的应用价值受限。螺旋CT薄层扫描及多平面重建优于常规CT扫描。MRI可直接进行冠状面、矢状面和任意斜面扫描，并有很好的软组织分辨率，能很好地观察胸入口和臂丛及血管的解剖细节，对于判断肿瘤侵犯范围和骨髓有无受侵扰优于CT，但CT在判断骨皮质受侵方面优于MRI。

（4）中央型肺癌的鉴别诊断：中央型肺癌的诊断要点是发现段以上支气管腔内结节或肿块，支气管壁增厚、狭窄、阻塞，以及肺门肿块和并发的阻塞性肺炎及肺不张。纵隔结构受侵及淋巴结肿大也是诊断的重要依据。

中央型肺癌的阻塞性肺炎需与一般肺炎或肺结核的浸润病灶相鉴别。阻塞性肺炎临床症状较轻，经抗感染治疗不易吸收，或在同一位置病变反复出现。一般肺炎急性感染症状较重，抗感染 1 ~ 2 周后即有好转。肺结核病变可表现为多节段或多叶受累，病变相邻或不相邻，无肺门肿块或横"S"征，并且临床上常伴结核中毒症状。中央型肺癌引起的肺不张应与结核及慢性肺炎所引起的肺不张鉴别，结核及肺炎引起的肺不张均无肺门肿块，肺叶、肺段支气管通畅，可见支气管充气征。结核性肺不张内常见支气管扩张和钙化灶，周围有卫星灶。肺癌所致的支气管狭窄较局限，呈杯口状或鼠尾状狭窄或中断，而支气管结核的狭窄范围较长，常见病变段支气管的狭窄与扩张相间，一般管壁增厚较轻，不形成管壁肿块，有时管壁可见到钙化，结核所致的淋巴结肿大其发病部位与淋巴引流区通常无明显相关，可有钙化或边缘环形强化。肺癌的转移淋巴结与引流区分布有关，淋巴结边缘环形强化偶可见于鳞癌的转移，但罕见于腺癌、小细胞肺癌。

支气管腔内良性肿瘤，如血管瘤、纤维瘤、脂肪瘤、纤维软骨脂肪瘤（错构瘤）等，较为罕见，亦可引起支气管的狭窄与阻塞，但病变常较小而局限，不向腔外生长，CT 薄层扫描可见瘤内有脂肪（脂肪瘤）或钙化（错构瘤）或软组织密度，表面光滑，而肺癌主要表现为管壁增厚、管腔向心性狭窄及瘤表面凹凸不平，相对容易鉴别。发生于气管、支气管的类癌、黏液表皮样癌的影像表现有时与中央型肺癌在鉴别上有一定困难，后者诊断时多有较大肿物向腔外侵犯，类癌常明显强化。

（5）肺腺癌的影像学表现：肺腺癌占肺癌的 30% ~ 50%，多表现为周围肺野的孤立性肺结节或肿块，< 4cm，常有分叶、毛刺和胸膜牵拉。CT 上可表现为生长缓慢的磨玻璃密度影或生长迅速的实性结节。腺癌空洞少见，约占 4%，表现为偏心、壁厚薄不均，与鳞癌空洞相比其特点是空洞较小，多 < 1cm，可多发，无液平，少见典型壁结节。

细支气管肺泡癌是腺癌的一个亚型，占肺癌的 3%，影像学表现可分为结节型、节段型和弥漫型。结节型在胸片上呈圆形、类圆形或淡片状影，密度均匀或不均匀，边缘毛糙，有分叶、毛刺或胸膜凹陷等表现。应注意的是，胸片上边界不清楚的淡片状影常被误诊为炎症或结核而延误诊断。中老年患者有上述表现者，应及时进行 CT 扫描以进一步明确其内部结构。CT 扫描常显示病灶位于外周胸膜下，形态不规则或呈星状、斑片状，但边界较清楚；空泡征出现率高，周边可见细网格状改变或呈磨玻璃状晕环，常见胸膜皱缩凹陷。节段型病变呈肺段或肺叶分布，但并不一定完全侵犯整个肺叶，影像学表现为蜂窝状影或蜂窝状影与实变区混杂存在，是肿瘤沿肺泡间隔生长，肺泡腔部分被充填闭塞，部分仍残存气体所致。间质内的血管未被破坏者，CT 可见血管造影征。节段型病变多为单侧，但也可同时或先后双侧发病。弥漫型少见，呈双肺广泛的小结节或小片状影。

（6）周围型肺癌的鉴别诊断：周围型肺癌的诊断要点是外围肺组织内发现结节或肿块，直径 3cm 以下者多有空泡征、支气管充气征、分叶征、毛刺征以及胸膜凹陷征。直径较大者可有分叶征，肿块内可发现癌性空洞。CT 增强扫描时，肿块可有中等以上强化。如果同时发现肺门和纵隔淋巴结肿大，则更有助于肺癌的诊断。

周围型肺癌首先要与结核球、炎性假瘤、肺隔离症、球形肺不张及肺良性肿瘤等鉴别，其次还要与其他恶性肺肿瘤如孤立性肺转移瘤、肺肉瘤、类癌等进行鉴别。结核球边缘清楚，毛刺较少或较粗，肿块内可有点状或斑片状钙化，病变周围常有"卫星灶"，如有空洞形成，多为中心性空洞，洞壁规则、较薄。炎性假瘤一般形态不规则，边缘可有粗毛长刺，邻近胸膜可明显增厚、粘连，抗感染治疗后可缩小。肺隔离症属少见的先天性肺发育异常，其血运来自体循环系统动脉。发生在成人的肺隔离症多为肺内隔离肺，好发生在肺的基底部，发生在左下叶后基底段者约占75%，其影像学表现取决于隔离肺的体积及有无感染，影像检查显示异常供血血管时即可确诊。球形肺不张常见于胸膜炎及积液吸收后，由于局部胸膜粘连，限制了肺的扩张所致的特殊类型肺不张，多位于肺底或肺的后部，为圆形或类圆形、边缘清楚的肿物。CT扫描可显示支气管、血管束呈弧形向肿物中心卷入，呈"彗星尾状"改变，并有邻近肿物的局限性胸膜增厚。肺良性肿瘤主要包括错构瘤、硬化性血管瘤等。错构瘤边缘光滑清楚，有浅分叶或无分叶，瘤内可有脂肪及钙化，典型者呈爆米花状钙化。硬化性血管瘤过去曾被认为是炎性假瘤的一种，而实际上是来源于肺泡上皮的良性肿瘤。硬化性血管瘤好发于中年女性，呈圆形或卵圆形，边缘光整，平扫密度均匀，有时见小低密度区和粗大点状钙化，偶尔可见囊性变，增强后有中度至明显强化。孤立性肺转移瘤病变边缘光滑，可有浅分叶，少数也可有毛刺，尤其是原发肿瘤为腺瘤（如乳腺癌、结肠癌）者，影像学表现有时很难与原发肺癌鉴别，主要应结合原发肿瘤病史，提出鉴别诊断。肺肉瘤较少见，多见于肺周边部，发现时常已很大，1/3患者其瘤体直径在10cm以上，常有明显分叶，边缘一般光整，无毛刺征，密度多均匀，少数可发生坏死形成厚壁空洞，可伴瘤内钙化，少数有肺门、纵隔淋巴结转移。类癌一般体积较小，边缘光整，不易形成坏死空洞。

（7）肺转移瘤的影像学表现：肺是转移瘤的好发脏器，转移途径主要有血行和淋巴管转移。身体大多数恶性肿瘤细胞经静脉回流至右心通过肺动脉迁移至肺部；也可自肺门及纵隔淋巴结的转移瘤逆行播散至肺内淋巴管；或纵隔、胸壁的恶性肿瘤可直接蔓延侵及肺部。肺转移瘤的临床表现不一，多数患者以原发肿瘤的症状为主，常伴有恶病质。某些患者可无呼吸道症状而在查体时发现，有时原发肿瘤尚未被发现而已有肺部转移，有时原发肿瘤切除后数年又发生肺转移。

1）胸片表现：①血行转移表现为两肺单发或多发结节及肿块影，以两肺中、下野外带较多，也可局限于一侧肺野。病灶大小不一，可自粟粒样结节大小至 10cm 以上，边缘大多清楚，少数可以模糊或有毛刺，偶可表现为多数小片状浸润影。小结节及粟粒样结节多见于甲状腺癌、肝癌、胰腺癌及绒毛膜上皮癌转移；多发及单发较大结节及肿块多见于肾癌、结肠癌、骨肉瘤及精原细胞瘤等的转移，部分来自于骨肉瘤、软骨肉瘤、骨巨细胞瘤及滑膜肉瘤等的转移瘤，可出现钙化。肺转移瘤发生空洞的几率为 4%，原发肿瘤多为鳞状细胞癌，多为男性头颈部、食管和女性生殖系统鳞癌，腺癌偶见。化疗后出现转移瘤空洞的发生率增多。转移瘤的生长速度常与原发肿瘤有关，绒癌的肺转移可能在 1 个月内增大 1 倍，而甲状腺癌的肺转移瘤可能在数年内大小不变。②淋巴管转移以癌性淋巴管炎及淋巴结肿大为特征。癌性淋巴管炎表现为肺纹理增粗，呈网状及多发细小结节影，常分布不均，可累及双肺，亦可局限于一侧或一个肺叶。常见间隔线。可以伴有或不伴有肺门、纵隔淋巴结肿大。

2）CT 表现：CT 扫描对检出肺部转移灶较 X 线胸片敏感，可以发现较小的或一些隐蔽部位的病灶，更易显示空洞、钙化等。高分辨率CT，尤其对淋巴管转移的诊断有优势，除见肺门及纵隔淋巴结增大外，还可见支气管血管束增粗、小叶间隔增厚，并且沿支气管血管束、小叶间隔可见数个细小结节影。

3）MRI 表现：一般不用 MRI 检查肺转移瘤，但 MRI 有助于识别原发灶。

 24. 什么是肿瘤标志物？

专家回复：1978 年 Herberman 提出肿瘤标志物（tumor marker）的概念。在肿瘤的发生、发展和演变过程中，原癌基因的激活、抑癌基因的失活以及特殊染色体区域的扩增等遗传学改变导致 DNA 水平、RNA 水平及蛋白质水平发生变化，这些变化产生的与肿瘤相关的分子标志物即肿瘤标志物。肺癌标志物属于肿瘤标志物的一种，是指由肺癌组织自身产生，可反映肺癌存在和生长的一类生化物质，主要有胚胎抗原、糖类抗原、天然自身抗原、细胞角蛋白、肿瘤相关的酶、激素以及某些癌基因等。肺癌标志物或不存在于正常成人组织而仅见于胚胎组织，或在肺癌组织中的含量大大超过在正常组织中的含量，它们的存在或量变可以提示肺癌的性质。通过对患者体内肺癌标志物的检测，可以筛选肺癌的高危人群和早期诊断肺癌，并可进行选择性病变切除或药物干预等早期治疗。

 25. 肺癌标志物的分类有哪几种？

专家回复：肺癌标志物因取样方法不同可分为三类：痰液肺癌标志物、血清肺癌标志物及组织肺癌标志物。痰液直接来源于气管，癌前病变细胞或肺癌细胞的微小分子变化都可在痰液中体现，因此，痰液肺癌标志物的检测可以早于影像学检查发现肺癌，但是痰液肺癌标志物对周围型肺癌的检查敏感度不高；血清肺癌标志物并不局限于肺癌原发灶所处的位置，而且取样方便，检测简便，已成为最常用且最有前景的肺癌标志物；肺癌病变组织标本在临床中较难获取，因此，组织肺癌标志物通常不用于肺癌的早期筛查。

 26.肺癌标志物的用途有哪些?

专家回复：目前肺癌标志物的检测主要有五种用途：肺癌的筛查、肺癌的诊断、病情监测、疗效评价及预后判断。

（1）肺癌的筛查：肺癌在发现时 60% 以上的患者已经失去了手术机会，多数国家肺癌患者 5 年生存率仅为 15%。因此，肺癌的早期筛查是提高其疗效和预后的关键。随着 X 线、CT 和核磁等影像学技术的发展，直径＞ 5mm 的肿瘤已经能够被早期发现。但一些体积较小或位于体内特殊位置的肿瘤却很难被检测。肺癌标志物是一种非侵袭性检查方法，在肺癌发生的早期，当影像学检查还没有出现阳性结果时，血液中的肺癌标志物已有不同程度的升高，肺癌标志物的检测对肺癌的早期发现有较高的应用价值。

（2）肺癌的临床诊断和鉴别诊断：肺癌标志物可以辅助诊断肺癌，并可用于患者出现肺癌相关症状或可疑肿物后的鉴别诊断。当患者被怀疑患有肺癌时，肺癌标志物的检测对鉴别良性病变和恶性病变有较大帮助。

（3）病情监测：肺癌标志物含量持续升高，提示肺癌进展，并有可能出现转移。经治疗肺癌标志物含量明显降低后再次升高，提示有肺癌复发的可能。

（4）疗效评价：肺癌标志物的升降与患者的疗效有一定的相关性。经治疗后，肺癌标志物明显降低，则提示治疗有效；经治疗后，肺癌标志物继续升高，则提示疗效可能不佳，需结合其他检测结果考虑更换治疗方案。

（5）预后判断：肺癌标志物与患者的预后密切相关。肺癌标志物较低的患者生存期较长，肺癌转移及复发的可能性较小。

27. 具有怎样特征的人群需要定期检测肺癌标志物？

专家回复：40岁以上长期重度吸烟人群，当出现下列情况要警惕肺癌，推荐进行肺癌标志物检测。

（1）无明显诱因的刺激性咳嗽，持续2～3周，治疗无效。

（2）原有慢性呼吸道疾病，咳嗽性质发生改变者。

（3）持续或反复在短期内出现痰中带血而无其他原因可解释者。

（4）反复发作的同一部位的肺炎。

（5）原因不明的肺脓肿，抗感染治疗效果不佳。

（6）原有肺结核病灶已稳定，近期病灶形态及性质发生改变。

（7）无中毒症状的胸腔积液，尤以血性、进行性增加者。

（8）局限性肺气肿或段、叶性肺不张。

（9）孤立性圆形病灶和单侧肺门阴影增大者。

已确诊的肺癌患者也需在治疗过程中检测肺癌标志物以监测病情，疗程结束后需定期复查肺癌标志物来评价疗效及判断预后。

28. 目前常用的肺癌标志物有哪些?

专家回复：目前最广泛应用于临床的血清肺癌标志物有如下几种：

（1）癌胚抗原（CEA）：CEA 是一种具有人类胚胎抗原决定簇的糖蛋白，在胎儿早期的小肠、肝脏、胰腺合成。在胎儿 3 ~ 6 个月的血清中可以检测到 CEA，6 个月后 CEA 含量逐渐减少，出生后 CEA 在血清含量极低。一些恶性肿瘤细胞，如肺癌细胞能直接产生 CEA，致使 CEA 在肺癌患者血清含量明显升高。通过检测血清中 CEA 的含量可以初步筛查肺癌，其作为肺癌标志物的灵敏度为 35% ~ 77%。CEA 是一种广谱的肿瘤标志物，血清 CEA 升高也见于胃肠肿瘤、乳腺癌和肝癌等，因此，CEA 不能单独作为肺癌的特异性诊断指标。

（2）糖类抗原（CA）：CA 是细胞膜上的大分子糖蛋白，是一系列肿瘤的相关抗原，主要有 CA19-9、CA50、CA125 等。CA19-9 及 CA50检测肺癌的灵敏度为 44% ~ 51%，特异性为 67% ~ 69%。CA19-9 与肺

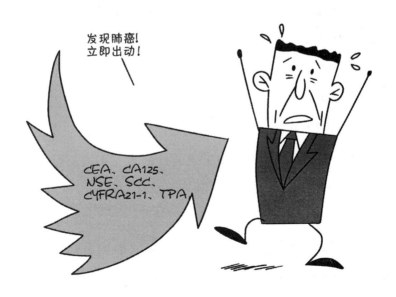

发现肺癌!
立即出动!

CEA、CA125、
NSE、SCC、
CYFRA21-1、TPA

癌病情呈正相关，治疗后部分肺癌患者CA19-9表达下降，但CA19-9与预后无关。CA50与肺癌转移相关，有远处转移的肺癌患者其血清CA50高于无转移者。CA125是一种细胞表面高分子糖蛋白，主要存在于胚胎发育中体腔的上皮组织，如胎儿的消化道上皮细胞、羊膜组织，在出生后CA125表达减少直至消失。CA125在肺癌患者血清中有不同程度的升高，CA125水平与肺癌TNM分期呈正相关，CA125增高者肺癌复发的可能性较高。据统计，血清CA125升高者其生存期比CA125正常者缩短，可作为肺癌诊断、预后判断的指标。

（3）神经元特异性烯醇化酶（NSE）：NSE是神经元和神经内分泌细胞所特有的一种酸性蛋白酶，在各型肺癌中均增高，尤其在小细胞肺癌中其阳性率可达69%～78%，是小细胞肺癌最敏感、最特异的肿瘤标志物。NSE水平与小细胞肺癌TNM分期呈正相关，NSE水平也与治疗疗效之间有一定的相关性，治疗有效时NSE浓度逐渐降低至正常水平，复发时NSE升高，用NSE升高来监测复发要比临床确定复发早4～12周。有研究报道NSE水平与小细胞肺癌转移相关，NSE可用于辅助诊断小细胞肺癌、监测病情及评估疗效。

（4）鳞状细胞癌抗原（SCC）：SCC是1977年由Koto从子宫组织中提取的一种糖蛋白，SCC在多种鳞癌中均有不同程度的升高，是特异性较好的鳞癌标志物。SCC对肺鳞癌的灵敏度为33%～78%，特异度为89%～100%，但对其他类型肺癌的诊断意义不大。血清中SCC浓度随肺鳞癌病情加重而升高，SCC水平与肺鳞癌病期呈正相关，Ⅲb期、Ⅳ期肺鳞癌患者SCC的阳性率明显高于Ⅰ期、Ⅱ期、Ⅲa期患者。SCC随肺癌扩散和转移而增高，SCC水平还与肺鳞癌患者的生存期密切相关。SCC可作为肺鳞癌辅助诊断、检测疾病进展和判断肺鳞癌预后的指标。

（5）细胞角蛋白19片段（CYFRA21-1）：细胞角蛋白主要存在于上皮细胞胞浆中，是构成细胞骨架的一类中间丝状物。细胞角蛋白19片段（CYFRA21-1）是细胞角蛋白的一种类型，在非小细胞肺癌患者的血清及胸水中表达升高，且与肺癌的分期呈正相关。CYFRA21-1对非小细胞肺癌检测灵敏度为70%，特异性达95%，是非小细胞肺癌的标志物。CYFRA21-1与放疗、化疗及其临床反应有良好的相关性，对化疗有效的患者，血清CYFRA21-1水平明显降低，肺癌手术后患者血清CYFRA21-1浓度也显著降低。CYFRA21-1与肺癌患者的生存期密切相关，血清CYFRA21-1水平高的患者预后较差。CYFRA21-1对非小细胞肺癌的早期诊断、疗效观察和预后判断有重要意义，可作为非小细胞肺癌生存及复发的一项预测指标。

（6）组织多肽抗原（TPA）、组织多肽特异性抗原（TPS）：TPA是细胞角蛋白8、18、19片段的一部分，是存在于胎盘和大部分肿瘤组织细胞膜和细胞质中的一种单链多肽，其表达反映细胞增生活跃。正常组织中TPA含量甚微，在恶性肿瘤患者血清中，TPA的含量明显升高。肺癌患者血清中TPA检测的灵敏度为30% ~ 60%，特异性为65% ~ 90%。TPA水平与临床治疗的疗效及患者临床分期密切相关，随肺癌TNM分期进展，患者血清中TPA水平增加，TPA还能预示肺癌有无复发。组织多肽特异性抗原（TPS）检测肺癌的灵敏度为36%，特异性为90%。TPS在伴有淋巴结转移的肺癌患者及在病情进展肺癌患者的血清中明显增高。TPS水平增高的患者对化疗不敏感，且其生存期较短。TPS是肺癌疗效评估及预后判断的指标之一。

29. 肺癌标志物的检测方法有哪几种?

专家回复: 目前肺癌标志物最常用的检测方法有放射免疫法 (RIA) 和酶联免疫法 (ELISA) 两种。放射免疫法灵敏度高但有放射性污染, 而酶联免疫法相对较安全, 并且灵敏度也较高。国内研究者基于 ELISA 方法建立起来的多种肺癌标志物测定试剂盒操作简便且重复性好, 已广泛运用于肺癌标志物的检测。最近国外有研究者报道, 用时间分辨荧光免疫分析法可以更好地测定血清中肺癌标志物, 其重复性、灵敏度更佳。

30. 肺癌标志物检测的正常值是多少?

专家回复: 肺癌标志物检测的正常值见下表。

名称	正常参考值 (血清)
癌胚抗原 (CEA)	<5ng/ml
糖抗原 125 (CA125)	<35U/ml
糖抗原 19-9 (CA19-9)	<37U/ml
神经元特异性烯醇化酶 (NSE)	<12.5ng/ml
鳞状细胞癌抗原 (SCC)	<1.5ng/ml
细胞角蛋白 19 片断 (CYFRA21-1)	<3.3ng/ml
组织多肽抗原 (TPA)	<120U/L

31. 肺癌标志物是单项检测还是联合检测好?

专家回复: 单独一项的肺癌标志物只能描述与肺癌相关, 而非完全肺癌特异, 且灵敏度不高。肺癌标志物联合使用诊断肺癌, 较单项检测灵敏度高, 可提高肺癌的早期诊断率。有研究表明, 单项 CEA 诊断肺

301 健康科普丛书——肺癌

癌的灵敏度为 52.2%，而 CEA 联合细胞角蛋白 19 时其诊断灵敏度上升至 85.5%。临床应用中常将几种肺癌标志物联合使用，例如将神经元特异烯醇酶（NSE）和细胞角蛋白的分子标志 CYFRA21-1 联用可大大提高小细胞肺癌诊断的灵敏度。国外研究者将约登指数与接受工作者曲线（ROC）算术结合分析发现，CYFRA21-1+CA125+CEA 联合检测分析肺癌效果最佳。血清肺癌标志物联合检测可提高早期肺癌诊断的灵敏度，可作为临床早期诊断肺癌的有效依据。

32. 肺癌标志物检测值正常是否可以完全排除肺癌?

专家回复：虽然血液及痰液中的肺癌标志物检测已成为一种简单、非创伤性方法，广泛用于肺癌的早期筛查，但目前其检测敏感度还有待提高，即使两个或多个肺癌标志物联合使用，所获得阳性率也只有 80% 左右。因此，仅凭肺癌标志物检测值在正常范围，不能完全排除肺癌，还需结合患者的临床症状及影像学资料综合考虑，并对肺癌标志物进行定期复查。医学研究者也在逐步改进肿瘤标志物定性定量的测量方法，增加其灵敏度和特异性，以期更好地诊断早期肺癌。

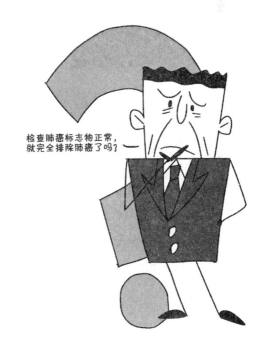

检查肺癌标志物正常，就完全排除肺癌了吗?

33. 肺癌标志物检测值异常可以诊断肺癌吗?

专家回复:肺癌标志物检测结果只作为诊断肺癌的一个参考,不能作为肺癌诊断的唯一标准。绝大多数肺癌标志物不仅存在于肺癌中,也存在于其他恶性肿瘤、肺部良性病变,甚至正常组织中。而且,某些肺癌标志物的特异性比较差,假阴性比较高,因此,在没有明确的病理组织结果前,不能单凭某项肺癌标志物指标轻度升高就得出肺癌的诊断,还应持续观察肺癌标志物的动态变化,并进一步检查和观察。

34. 肺癌标志物检测异常还需要进行哪些检查?

专家回复:如果检测发现某个或某几个肺癌标志物持续升高,应提高警惕,并需要进一步进行 X 线、CT 等影像学检查,特别是要进行病理学检查,最后综合上述检测及检查才能明确肺癌诊断。任何肿瘤的诊断都不能完全依赖单一的检查方法,必定是多种检测检查方法的联合使用。因此,不能单独依靠肺癌标志物的检测结果就得出肺癌的诊断,必须与临床、影像学及病理结果紧密结合,才能做出最准确的诊断。

35. 肺癌还有哪些新型的标志物?

专家回复:近些年,除了传统的血清中蛋白质类的标志物以外,陆续有一些新型的肺癌标志物正在研究的过程中,将在不远的未来应用于肺癌的诊断与治疗过程中。microRNA 是非编码小 RNA 家族的成员之一,长度为 18 ~ 25 个碱基,通过碱基互补原理结合到靶基因 mRNA 的 3' 端非编码区,抑制 mRNA 的翻译或诱导其降解,从而改变靶蛋白的表达水平。通过深入研究发现某些 microRNA 在肺癌组织高表达,某

301健康科普丛书——肺癌

些 microRNA 在鳞癌细胞中高表达，另外一些在腺癌中高表达，因此，microRNA 表达谱不仅可以用于良性与恶性的鉴别，还可以区分不同的病理类型。除此之外，microRNA 还可以稳定地存在于血液、胸腔积液中，也可作为诊断的参考指标。

DNA 的甲基化在细胞的癌变过程中扮演着重要的角色，肿瘤细胞的甲基化模式改变分为癌基因的低甲基化导致癌基因活化及特定区域的 DNA 甲基化水平升高导致抑癌基因失活。尤其是抑癌基因的高度广泛甲基化与肿瘤的发生和发展之间的关系已经比较明确了。目前认为许多基因甲基化可能是肺癌发生的早期事件，可能为早期肺癌筛查提供全新的思路和方法。目前基因甲基化检测方法还存在着费用较高、检测技术难度大等问题，但随着生物技术的发展，该技术有望广泛应用于临床，并且对于临床影像学、病理学不能确诊的早期肺癌患者或肺癌高危人群，进行基因甲基化检测可能有助于肺癌的早期诊断。

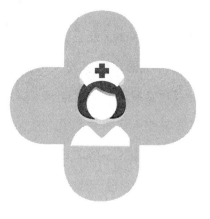

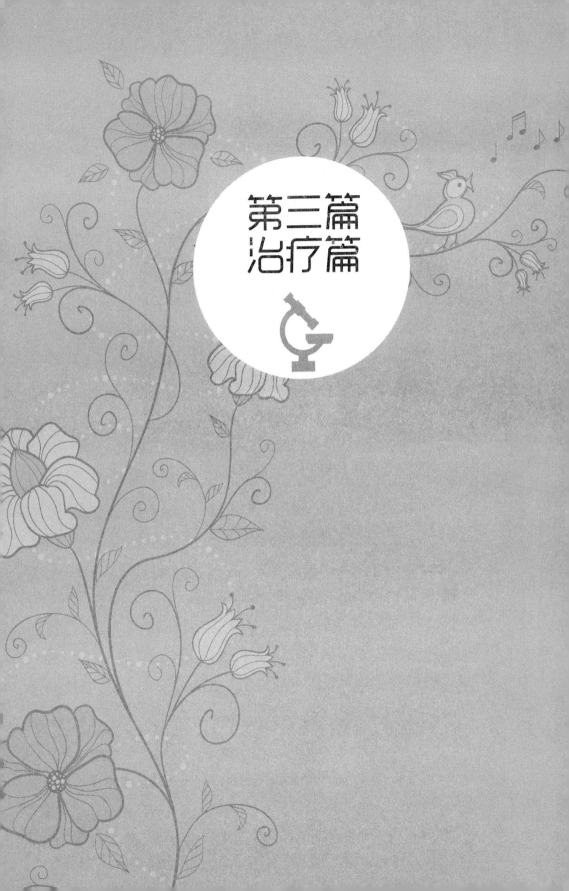

第三篇
治疗篇

1. 肺癌有哪些治疗手段?

专家回复：多学科治疗是指术前新辅助诱导治疗、术后辅助化疗以及同步放化疗等肿瘤多学科综合治疗，需要有肿瘤内科、外科、呼吸科、放射科、病理科等联合学科共同为肺癌患者制订最科学合理、最完整、疗效最好的综合治疗方案，充分体现出多学科治疗的优势，也逐步被更多的专家同行认同为肺癌的重要治疗原则。具体分为：

（1）手术多学科治疗：Ⅰ、Ⅱ、Ⅲ期适于手术治疗的 NSCLC 和Ⅰ、Ⅱ期 SCLC。根据围术期时间分为：①术前诱导化疗（新辅助化疗）：用于估计不可手术切除的Ⅱ、Ⅲ期 SCLC 和Ⅲ期 NSCLC，以 1～2 个或 2～3 个周期为宜。②术后辅助治疗：可望提高肺癌患者的生存率。国内外基本达成共识，术后用 3～4 个周期含铂方案较为合适。③术前放化疗：用于Ⅲ期不能手术的患者，可望提高生存率，但手术难度大、并发症多，放化疗联合的毒性较单化疗更大、术后并发症更多，死于非癌率高于单放化疗。④手术前后放疗：未见有益于生存率，单术后放疗只能减少局部复发率。

（2）非手术多学科治疗：主要适用于不适合手术切除的晚期肺癌。①化放疗联合治疗的对象为局限性晚期肺癌，可望提高疗效，倾向于同步应用化放疗为好。②含铂类为主的化疗方案，主要适于Ⅳ期肺癌，尤其是 SCLC，观点多较一致。二药联合优于三药联合或单药，老年人（≥70 岁）和 PS 评分（2）不能列为化疗的禁忌证。化疗周期以 3～4 个周期为最佳选择，增加周期数并不增加反应率，也不提高生存率，相反可能增加累加毒性。

（3）分子靶向治疗：目前常用药物有吉非替尼、厄洛替尼、埃克替

301健康科普丛书——肺癌

尼，EGFR 基因检测突变患者阳性率高。

（4）放疗技术：立体定向放疗（SRT）和三维适形放疗（3DCRT）克服了一直困扰放疗界的难题，较好地实现了肺癌放疗中肿瘤靶区高剂量照射，同时又最大限度减少肿瘤周围正常组织的放射性损伤。

（5）其他综合治疗：肺癌的治疗尚有血管介入栓塞化疗、光动力治疗、电化学治疗、微波热疗、射频消融、超声聚焦刀、氩氦刀（先冷冻后热疗）和全身热疗等，以及免疫治疗、基因治疗（重组人 p53 腺病毒注射液）、中医中药等。

2.什么是化疗?

专家回复：化疗即化学药物治疗，是利用化学药物杀死肿瘤细胞、抑制肿瘤细胞生长繁殖和促进肿瘤细胞分化的一种治疗方式，是目前恶性肿瘤治疗的三大主要方法之一。它是一种全身性治疗手段，对原发灶、转移灶和亚临床转移灶均有治疗作用。因其强调全身性治疗而有别于适合治疗局部性肿瘤的外科手术和放射治疗。1943 年，随着氮芥应用于淋巴瘤的治疗，揭开了现代肿瘤化疗的序幕。此后，新的抗肿瘤药物不断涌现，化疗在肿瘤治疗中起到越来越重要的作用。但化疗要取得良好的疗效，必须有合理的治疗方案，包括用药的时机、药物的选择与配伍、剂量、疗程、间隔时间等。如何合理化使用抗癌药物，牵涉到药物的药理作用及其代谢动力学、肿瘤的生物学特征、肿瘤细胞增殖动力学、患者的病期和身体状况等多方面因素，所以，也导致了化疗的很多副作用。缺点是化疗药物的选择性差，在取得治疗效果的同时，常出现不同程度的毒副作用：化疗过程中身体衰弱、精神萎靡、出虚汗、白细胞和血小板下降，致使红细胞、血色素下降接踵而来，甚至迫使患者停止治疗。利用中药与化疗进行配合治疗，可有效消除这些毒副作用，同时与化疗形成协同作用，增加化疗的治疗效果。

3. 什么是放射治疗？

专家回复：放射治疗，俗称"电疗"，是利用射线电离辐射的生物学效应来杀死肿瘤细胞。是用 X 线等放射线照射癌组织，由于放射线的生物学作用，能最大量地杀伤癌组织，破坏癌组织，使其缩小。所以，放射治疗可用于对抗快速生长分裂的癌细胞。放射治疗最常作为直接或辅助治疗癌症的方式。细胞对放射线的敏感性在分裂期最高，在 DNA 合成期敏感性最低。放疗包括根治性放疗，术前、术后放疗，姑息性放疗等。手术常常只能切除肿瘤的中心部分，而放疗恰恰能消灭周围的亚临床病灶。术前、术后放疗就是利用其与手术的互补作用来达到根治的目的。而且术前放疗还能使肿瘤缩小，形成假性包膜使手术易于进行，从而提高切除率。放疗与手术的间隔时间，一般以 2 ~ 4 周为宜，照射剂量以根治量的 2/3 左右为好。

放射治疗的种类：射波刀、伽马刀、TOMO 放疗等。

适应证：①单纯根治的肿瘤：鼻咽癌、早期喉癌、早期口腔癌、副鼻窦癌、霍奇金病、髓母细胞瘤、基底细胞癌、肺癌、食管癌等；②与化疗合并治疗肿瘤：小细胞肺癌、中晚期恶性淋巴瘤等；③与手术综合治疗：上颌窦、耳鼻喉癌、胶质神经细胞瘤、肺癌、胸腺瘤、胃肠道癌、软组织肉瘤等。有计划性术前放疗、术中放疗、术后放疗；④姑息性放疗：骨转移灶的止痛放疗、脑转移放疗、晚期肿瘤所造成局部严重合并症的治疗缓解作用。

不良反应：①全身反应：表现为一系列的功能紊乱与失调；②局部

反应：a. 皮肤：干性皮肤及湿性皮肤表现；b. 黏膜反应：轻度：表现为口腔黏膜红肿、红斑、充血、分泌物减少、口干、稍痛、进食略少。中度：表现为口咽部明显充血水肿，斑点状白膜、溃疡形成，有明显疼痛，进食困难。重度：表现为口腔黏膜极度充血、糜烂、出血，融合成白膜，溃疡加重，并有脓性分泌物，剧痛，不能进食，并偶有发热。

 ## 4. 什么是分子靶向治疗?

专家回复：分子靶向治疗，是在细胞分子水平上针对已经明确的致癌位点（该位点可以是肿瘤细胞内部的一个蛋白分子，也可以是一个基因片段）来设计相应的治疗药物，药物进入体内会特异地选择致癌位点来相结合发生作用，使肿瘤细胞特异性死亡，而不会波及肿瘤周围的正常组织细胞，所以分子靶向治疗又被称为"生物导弹"。根据药物的作用靶点和性质，可将主要分子靶向治疗的药物分为以下几类：

（1）小分子表皮生长因子受体（EGFR）酪氨酸激酶抑制剂，如吉非替尼（gefitinib, iressa, 易瑞沙），厄罗替尼（erlotinib, tarceva），埃克替尼。

（2）抗 EGFR 的单抗，如西妥昔单抗（cetuximab, erbitux）。

（3）抗 HER-2 的单抗，如赫赛汀（trastuzumab, herceptin）。

（4）Bcr-Abl 酪氨酸激酶抑制剂，如伊马替尼（imatinib）。

（5）血管内皮生长因子受体抑制剂，如 bevacizumab（avastin）。

（6）抗 CD20 的单抗，如利妥昔单抗（rituximab）。

（7）IGFR－1 激酶抑制剂，如 NVP－AEW541。

（8）mTOR 激酶抑制剂，如 CCI－779。

（9）泛素–蛋白酶体抑制剂，如 Bortezomib。

（10）其他，如 Aurora 激酶抑制剂、组蛋白去乙酰化酶（HDACs）抑制剂等。

5. 不同病理类型的肺癌化疗方案都一样吗？

专家回复：不一样。肺癌的病理类型按大类分为小细胞肺癌及非小细胞肺癌。①鳞状上皮细胞癌：鳞状上皮细胞癌通常简称为鳞癌，一般多发于 50 岁以上的中老年男性，吸烟是导致此类癌症发生的主要原因之一。早期肺癌经常导致患者支气管狭窄，使患者出现阻塞性肺炎或肺不张，鳞癌的癌组织较容易形成空洞和发生坏死；②腺癌：腺癌也是非小细胞肺癌的主要常识中需要了解的内容。腺癌一般分为乳头状腺癌、腺泡状癌、细支气管 – 肺泡细胞癌三种，较多发于年龄较小的女性。早期症状并不明显，与吸烟没有密切的联系，多数起源于较小的支气管黏膜上皮细胞，还有少数起源于大支气管；③小细胞未分化癌：小细胞未分化癌一般简称为大细胞癌，其恶性程度较高，不但会伴有纵隔淋巴转移，还较易发生脑转移。

6. 肺癌常用的化疗药物有哪些？

专家回复：根据化疗药物的来源、化学结构和作用机制，可分为烷化剂、铂类、抗代谢类、抗生素类、微管蛋白抑制剂、拓扑异构酶抑制剂。

（1）烷化剂为细胞周期非特异性药物，一般对 M 期和 G1 期细胞杀伤作用较强，小剂量时可抑制细胞由 S 期进入 M 期。G2 期细胞较不敏感，加大剂量时可杀伤各期的增殖细胞和非增殖细胞，具有广谱抗癌作用。用于肺癌的烷化剂有环磷酰胺（CTX）、异环磷酰胺（IFO）、卡莫司汀（BCNU）、洛莫司汀（CCNU）、司莫司汀（BCNU）。

（2）铂类药物与 DNA 双链形成义矛状的交叉联结，作用与烷化剂相同。常用药物有顺铂（DDP）、卡铂（carboplatin）、草酸铂（oxaliplatin）、奥沙利铂。

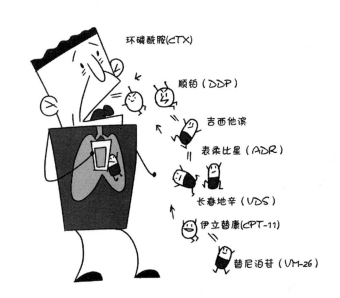

环磷酰胺(CTX)
顺铂（DDP）
吉西他滨
表柔比星（ADR）
长春地辛（VDS）
伊立替康(CPT-11)
替尼泊苷（VM-26）

（3）抗代谢类药是能干扰细胞正常代谢过程的药物，这类药物与正常代谢物质相似，在同一系统酶中相互竞争，与其特异性结合，从而阻断正常代谢过程。该药为细胞周期特异性药物，主要抑制 DNA 的合成，S 期细胞对其最敏感，有时也能抑制 RNA 和蛋白质的合成，故对 G1 期或 G2 期细胞也有一定作用。常用药物有吉西他滨（gemcitabine）、培美曲塞（pemetrexed）。

（4）抗生素类为细胞周期非特异性药物，对增殖和非增殖细胞均有杀伤作用。常用药物有表柔比星（ADR）、多柔比星（EPI）、丝裂霉素（MMC）。

（5）微管蛋白抑制剂主要是由植物中提取，作用于肿瘤细胞核的微管蛋白，促进或阻止微管的聚合和形成，使有丝分裂时纺锤体形成的关键步骤受抑制，使有丝分裂停止于 M 期。常用药物有长春地辛（VDS）、长春瑞滨（NVB）、紫杉醇（paclitaxel）、多西紫杉醇（docetaxel）。

（6）拓扑异构酶抑制剂：阻止 DNA 复制时双链解旋后的重新结合，造成 DNA 双链断裂，干扰 DNA 合成和复制。为细胞周期性药物。常用药物有伊立替康（CPT-11）、拓扑替康（topotecan）、依托泊苷（VP-16）、替尼泊苷（VM-26）。

 7. 肺非小细胞肺癌常有哪些化疗方案？

专家回复：

（1）NP 方案：长春瑞滨（25mg/m² 第 1、8 天给药，静滴时间小于 10 分钟）+ 顺铂（75mg/m² 第一天）。该方案的主要毒副作用为骨髓抑制、恶心呕吐、手足麻木。长春瑞滨有较强的局部刺激作用，使用时注意防止药物外渗，建议使用后沿静脉冲入地塞米松 5mg，再加生理盐水静滴，减轻血管刺激。顺铂需要水化，当天及使用后第 2 天、第 3 天需要给予 2000ml 以上的静脉液体。该药的主要不良反应为恶心、呕吐，所以需要加强止吐、注意利尿。

（2）GP 方案：吉西他滨（1g/m² 第 1、8 天，静滴时间小于半小时）+ 顺铂（同上）/ 卡铂（AUC=5-6）。该方案主要毒副作用为骨髓抑制，尤其是吉西他滨所致的血小板减少，恶心、呕吐。

（3）TP 方案：紫杉醇（175mg/m² 第一天，静滴 3 小时）+ 顺铂 / 卡铂（同上）。该方案的主要毒副作用是过敏反应、骨髓抑制、恶心呕吐、手足麻木等。为防止患者发生过敏反应，应在紫杉醇治疗前 12 小时给予地塞米松 10～20mg 口服，治疗前 30～60 分钟给予苯海拉明或其他类似的药物肌注或口服，静脉注射西咪替丁或雷尼替丁。

（4）DP 方案：多烯紫杉醇（75mg/m² 静滴 1 小时，第一天给药）+ 顺铂（同上）。该方案主要毒副作用为过敏反应、骨髓抑制、恶心、呕吐、液体潴留等。在给药前一天开始口服地塞米松 7.5mg，每天 2 次，连续 3 天。

8. 各种化疗方案的疗效有区别吗?

专家回复：各种化疗药物对于肿瘤的作用不同，同样，各种化疗方案能取得的疗效也不相同，而且每个患者对于同一种治疗方案亦表现有不同的效果。按照化疗药物作用的分子靶点分为：①作用于 DNA 化学结构的药物，包括烷化剂、蒽环类、铂类化合物；②影响核酸合成的药物，主要是抗代谢药；③作用于 DNA 模板影响 DNA 转录或抑制 DNA 依赖 RNA 聚合酶而抑制 RNA 合成的药物；④影响蛋白质合成的药物，如高三尖杉酯碱、紫杉类、长春碱和鬼臼碱类等；⑤其他类型药物，如激素、生物反应调节剂、单克隆抗体等。根据化疗药物对细胞增殖周期及其各时相的不同作用，分为细胞周期非特异性药物及细胞周期非特异性药物。非特异性药物对癌细胞的作用较强而快，能迅速杀死癌细胞；特异性药物的作用较弱而慢，需要一定时间才能发挥其杀伤作用。非特异性药物的剂量 – 反应曲线接近直线，在身体能耐受的毒性限度内，其杀伤能力随剂量的增加而增加。根据剂量 – 反应曲线来说，为使化疗药物能发挥最大作用，非特异性药物宜静脉一次注射，而特异性药物则以缓慢静脉滴注或肌内注射为宜。而在联合化疗方案中常有两药联合才能取得良好的临床疗效。

9. 紫杉醇是什么类别的药物? 它的药物机理是什么?

专家回复：紫杉醇是红豆杉属植物中的一种复杂的次生代谢产物，也是目前所了解的唯一一种可以促进微管聚合和稳定已聚合微管的药物。同位素示踪表明，紫杉醇只结合到聚合的微管上，不与未聚合的微管蛋白二聚体反应。细胞接触紫杉醇后会在细胞内积累大量的微管，这些微管的积累干扰了细胞的各种功能，特别是使细胞分裂停止于有丝分裂期，阻断了细胞的正常分裂。

10. 紫杉醇类药物目前有哪些种类?

专家回复：常用药物有多烯紫杉醇（多西他赛）及紫杉醇注射液。紫杉醇新剂型开发及临床应用的有：①纳米紫杉醇：该药去除了助溶 cremophor EL，能安全提高紫杉醇的剂量，缩短滴注时间，并且在用药前不需要预防过敏反应的预处理治疗；②紫杉醇脂质体：脂质体（liposome）是一种靶向药物载体，属于靶向药系统的一种新剂型。它是采用特殊技术将药物包埋在直径为微米至纳米级的脂质微粒中，这种微粒外膜通常是由磷脂、胆固醇等材料组成，结构上具有类似生物细胞膜的双分子层结构。由于磷脂是一种二亲物质，因此，脂质体既可以作为脂溶性药物载体，也可以作为水溶性药物载体；③紫杉醇前体药物：利用前药原理成酯或引入 PEG 等方法，合成紫杉醇的衍生物。但这些衍生物或不稳定，或对水溶性改善较小，或在生理条件下不能释放母体药物起效，因而限制了其临床应用；④聚合物胶束剂型：采用固体熔融分散技术，用聚 D, L- 乳酸和聚乙二醇单甲醚的嵌段共聚物制备出的聚合物胶束紫杉醇为透明液体，从细胞毒性、最大耐受量、LD50 和抗肿瘤效果上均优于传统紫杉醇注射液。

11. 紫杉醇类药物的主要副作用是什么?

专家回复：

（1）过敏反应：发生率为 39%，其中严重过敏反应发生率为 2%。

多数为 1 型变态反应，表现为支气管痉挛性呼吸困难、荨麻疹和低血压。几乎所有的反应均发生在用药后的 10 分钟内。

（2）骨髓抑制：为主要剂量限制性毒性，表现为中性粒细胞减少，血小板降低少见。一般发生在用药后 8～10 日。严重中性粒细胞减少发生率为 47%，严重的血小板降低发生率为 5%。贫血较常见。

（3）神经毒性：周围神经病变发生率为 62%，最常见的表现为轻度麻木和感觉异常，严重的神经毒性发生率为 6%。

（4）心血管毒性：可有低血压和无症状的短时间内心动过缓。

（5）肌肉关节疼痛：发生率为 55%，易发生于四肢关节。发生率和严重程度呈剂量依赖性。

（6）胃肠道反应：恶心、呕吐，腹泻和黏膜炎发生率分别为 59%，43% 和 39%，一般为轻和中度。

（7）肝脏毒性：为 ALT，AST 和 AKP 升高。

（8）脱发：发生率为 80%。

（9）局部反应：输注药物的静脉和药物外渗局部的炎症。

12. 吉西他滨的药物机理是什么?

专家回复：吉西他滨是一种破坏细胞复制的二氟核苷类抗代谢物抗癌药，是去氧胞苷的水溶性类似物，对核糖核苷酸还原酶是一种抑制性的酶作用物的替代物，这种酶在 DNA 合成和修复过程中对所需要的脱氧核苷酸的生成是至关重要的。

适应证：①晚期胰腺癌、晚期非小细胞肺癌、局限期或转移性膀胱癌及转移性乳腺癌的一线治疗；②晚期卵巢癌的二线治疗；③早期宫颈癌的新辅助治疗。本品抗瘤谱广，对其他实体瘤包括间皮瘤、食管癌、胃癌和大肠癌，以及肝癌、胆管癌、鼻咽癌、睾丸肿瘤、淋巴瘤和头颈部癌等均有一定疗效。

13. 吉西他滨的药物副作用是什么？

专家回复：

（1）血液系统：有骨髓抑制作用，可出现贫血、白细胞降低和血小板减少。

（2）胃肠道：约 2/3 的患者出现肝脏转氨酶异常，多为轻度、非进行性损害；约 1/3 的患者出现恶心和呕吐反应，20% 的患者需要药物治疗。

（3）肾脏：约 1/2 的患者出现轻度蛋白尿和血尿，有部分病例出现不明原因的肾衰。

（4）过敏：约 25% 的患者出现皮疹，10% 的患者出现瘙痒，少于 1% 患者可发生支气管痉挛。

（5）其他：约 20% 的患者有类似于流感的表现；水肿 / 周围性水肿的发生率约 30%；脱发、嗜睡、腹泻、口腔毒性及便秘发生率则分别为 13%，10%，8%，7% 和 6%。

14. 培美曲塞的药物机理是什么？

专家回复：培美曲塞是可以从多个途径抑制嘧啶和嘌呤的又一种结构上含有核心为吡咯嘧啶基团的抗叶酸制剂，通过破坏细胞内叶酸依赖性的正常代谢过程，抑制细胞复制，从而抑制肿瘤的生长。为叶酸的类似物，通过还原型叶酸载体进入细胞内后，在叶酸多谷氨酸合成酶的催化下迅速转化为有活性的多聚谷氨酸盐。培美曲塞的多聚谷氨酸盐对多个叶酸依赖酶有很强的抑制作用，包括胸苷酸合成酶（TS）、二氢叶酸还原酶（DHFR）、甘氨酰胺核苷酸转甲酰酶（GARFT）和氨基咪唑羧酰胺核苷甲酰转移酶（AICARFT），从而起到抗肿瘤作用。培美曲塞主要以原药形式从尿路排泄，在给药后的 24 小时内，70% ~ 90% 的培美曲塞还原成原药的形式从尿中排出。培美曲塞可抑制多种肿瘤细胞株的生长。与 5-Fu、吉西他滨、铂类、紫杉醇、去甲长春碱等多种化疗药物之间有相加或协同抗肿瘤作用。同时，它还是很强的放疗增敏剂，在分次放疗前给予培美曲塞可使疗效增加 2 ~ 3 倍。

15. 培美曲塞的药物副作用是什么?

专家回复：培美曲塞可以抑制机体内还原型叶酸的生成，而叶酸缺乏可导致严重的不良反应。主要不良反应为骨髓抑制，表现为中性粒细胞减少症、血小板减少症和贫血。还有发热、感染、口腔炎/咽炎、皮疹/脱皮。预防性地服用地塞米松（或相似药物）可以降低皮肤反应的发生率及其严重程度。维生素补充——为了减少毒性反应，应用本品治疗必须同时服用低剂量叶酸或其他含有叶酸的复合维生素制剂。

16. 为什么化疗常用两种药物?

专家回复：肺癌晚期无外科手术机会的患者在应用化疗时需根据患者病理诊断、评分等做出不同选择。如高龄患者，体质尚可，通常可选择单药减量化疗，但不同化疗药物作用于细胞周期不同的时相。在一个肿瘤细胞群中，细胞处于不同的时相，单一药物很难达到完全杀灭的效果，联合使用作用在不同时相的药物，如细胞周期非特异性药物与周期特异性药物配合，有望一次大量杀灭更多的癌细胞，并可使 G0 期的细胞进入增殖周期，提高化疗敏感性。选药时尽可能使各药的毒性不重复，以提高正常组织的耐受性。那是不是化疗药物选择越多越好呢？也不是，经研究表明，三种药物联合时毒副作用明显增大，且在治疗效果上与两种药物联合相同，为了减轻药物毒性效应，所以化疗以两药联合为主。

17. 铂类药物有哪些?

专家回复：铂类药物有顺铂、卡铂、奈达铂、依铂、奥沙利铂、草酸铂、奈达铂等。

卡铂抗肿瘤活性不如顺铂，毒性比顺铂小，应用剂量比顺铂大，肾毒性、胃肠道反应、耳毒性、神经毒性小于顺铂。骨髓抑制大于顺铂。奥沙利铂的神经毒性：①急性：四肢外周神经感觉障碍和麻木、急性咽喉感觉障碍致呼吸困难（遇冷加重）；②慢性：四肢远端感觉异常和感觉迟钝。

顺铂与其他抗癌药物很少有交叉耐药性，有利于临床的联合用药；卡铂作用机制与顺铂相同，可以替代顺铂用于某些癌瘤的治疗，与非铂类抗癌药物无交叉耐药性，可以与多种抗癌药物联合使用。奥沙利铂对于耐顺铂、卡铂的耐药株亦有抑制作用。

18. 常用的肺癌分子靶向治疗药物有哪些?

专家回复：众所周知，肺癌的早发现、早治疗对长期生存非常关键。但是由于肺癌早期的症状往往表现不是非常明显，而且早期诊断的手段有限制，因此，将近70%的非小细胞肺癌患者发现时已是局部晚期或发生转移，此时，常规治疗手段为传统放射治疗和化学治疗，患者往往要经历难以忍受的药物毒副反应，许多患者因此不能完成治疗。目前的分子靶向药物主要分为以下几类：

（1）以表皮生长因子受体为靶点：根据作用的方式又分为两类，一是细胞内的酪氨酸及酶抑制剂（TKI），通过抑制肺癌细胞内的酪氨酸激酶区激活从而促进细胞的凋亡，代表药物是吉非替尼、厄洛替尼和我国自主研发的埃克替尼等；二是细胞外的单克隆抗体，通过阻断配体和受体结合，从而发挥抗肿瘤作用，如西妥昔单抗。

（2）以血管生成相关的基因为治疗靶点：该靶点的药物有贝伐珠单抗，这类药物主要通过抑制与血管形成相关的内皮细胞，从而抑制肿瘤新生血管的生成，最终达到抑制肿瘤的目的。

（3）以间变性淋巴瘤激酶（ALK）基因为靶点：ALK 在肿瘤细胞生长和发展过程中起关键作用，ALK 基因可以通过与棘皮动物微管相关蛋白样 4（EML4）基因形成 EML4–ALK 融合基因，从而促使肺癌细胞生长，针对存在该融合基因的患者，ALK 抑制剂（克唑替尼）即为该类患者的靶向药物。

（4）多靶点抗血管生成药物：如凡德他尼、索拉非尼、舒尼替尼等，这些药物可以作用于多种靶点而发挥抗肿瘤作用，但这类药物目前为止尚无关键性研究得到临床有效性的结果。

具体应该选用何种分子靶向药物，一定要在临床医生的指导下应用，切忌自己随便买药应用。因为，一方面药物的质量难以保证，更重要的是一旦药物无效，反而具有一定的不良反应。

19. 表皮生长因子受体拮抗剂的作用机理是什么？

专家回复：表皮生长因子受体拮抗剂，也就是我们目前临床治疗非小细胞肺癌所称的靶向药治疗。

　　靶向治疗是指在分子生物学诊断的基础上，利用肺癌细胞和正常细胞之间存在的差异，有针对性地抑制肺癌细胞的生长和增殖。例如，采用拮抗受体、抑制肿瘤生长所需的血管和阻断肿瘤生长的信号传导通路等方法来抑制肺癌细胞的生长和增殖，从而达到治疗的目的。

　　现在我们已经知道，正常细胞和癌细胞表面均有一类特殊蛋白质，可以识别一定外界信号并产生相应的反应，我们称之为"受体"。在癌细胞膜表面，这些受体的表达明显增高。大多数情况下，受体可以被相应的生长因子（我们称之为"配体"）所激活，细胞内随之会发生一系列的生物化学反应，使得细胞进入增殖状态。正常的细胞不会过度增殖，但肿瘤细胞的受体不需配体就可以自身相互结合得到激活，进而引起肿瘤细胞增殖。表皮生长因子受体拮抗剂这类靶向药物，就是通过竞争性地与表皮生长因子受体相结合，阻止其自身的相互结合，最终阻断肿瘤细胞增殖。

　　此外，癌组织需要有不断生成的新血管来提供养分，才得以长大、转移，这个过程也称为"新生血管"，新生血管是肿瘤生长和转移必需的基础。新生血管可以被由肿瘤细胞分泌的生长因子来调节，如血管内皮生长因子（VEGF），那么血管内皮生长因子的抗体就是它的靶向药物，可以抑制新生血管的形成，导致癌细胞死亡。

　　许多实体瘤的生长机制是各不相同的，有可能同时存在多个靶点，理论上如果能同时抑制几个靶点可能比抑制单一靶点更有效，可以同时抑制细胞增殖、血管生成和肿瘤代谢等，从而达到治疗肿瘤的目的。

20. 目前市场上有几种表皮生长因子受体拮抗剂？这几种表皮生长因子受体拮抗剂的疗效相同吗？

专家回复：尽管表皮生长因子受体拮抗剂有很多，但目前临床应用最广、临床资料最全的是 EGFR-TKI，这类的代表药物是吉非替尼（易瑞沙）、厄罗替尼（特罗凯）和我国自主研发的埃克替尼（凯美纳）。

从临床上看，这几种药物的疗效是相似的。2013 年 8 月在国际医学权威文献《柳叶刀》发表的一篇文章中指出，使用埃克替尼患者的总生存期、客观缓解率、疾病控制率以及生活质量改善与吉非替尼组相似，药物相关不良事件发生率显著低于吉非替尼。目前，尚无三种药物头对头对比的其他临床试验。

21. 哪些患者对表皮生长因子受体拮抗剂敏感？

专家回复：起初，大量临床试验证明，表皮生长因子受体拮抗剂对女性、不吸烟者、肺腺癌的亚洲人疗效较好，这样的患者也被称为优势人群。但后来我们发现，患者的肺癌细胞是否存在 EGFR 基因突变才是该类药物疗效的决定因素，EGFR 突变已经是一个明确的疗效预测和生存预后指标。

22. 表皮生长因子受体拮抗剂的主要毒副作用有哪些？

专家回复：表皮生长因子受体拮抗剂的毒副作用较少，最常见的不良反应包括皮肤改变、腹泻。

（1）皮疹：多在服用 EGFR-TKI 后 1 ~ 2 周出现，在第 3 ~ 4 周最严重，发生率在 50% 以上，严重者约占 10%。预防措施是减少日晒时间，建议使用防晒指数（SPF）> 18 的光谱防晒用品。当皮肤损害发生后，根据病变程度，由临床医生根据严重程度进行逐级处理。

（2）腹泻：通常在用药 12 天左右开始发生，大多是轻中度，只有 6% 的患者是重度。目前推荐的方案是：一旦发生腹泻，应该立即服用洛哌丁胺，每 2 小时一次，直到腹泻停止后 12 小时。

23. 什么是间质性肺炎?

专家回复：间质性肺炎，顾名思义，就是肺的间质组织发生炎症。炎症主要侵犯支气管肺泡壁，特别是支气管周围、血管周围小叶间和肺泡间隔的结缔组织而且多呈坏死性病变。间质性肺炎大多由病毒所致，主要为腺病毒、呼吸道合胞病毒、流感病毒、副流感病毒、麻疹病毒等，其中以腺病毒和流感病毒引起的间质性肺炎较多见，也比较严重，常形成坏死性支气管炎及支气管肺炎，病程迁延易演变为慢性肺炎。肺炎支原体也能引起间质性肺炎。支原体经呼吸道侵入后主要侵犯细支气管和支气管周围组织，由于无破坏性病变故能完全恢复。

间质性肺炎通常不是恶性的，也不是由已知的感染性致病源所引起的。虽然这种疾病存在着急性期，但起病常隐袭，病程发展呈慢性经过，机体对其最初反应在肺和肺泡壁内表现为炎症反应，导致肺泡炎，最后炎症将蔓延到邻近的间质部分和血管，最终产生间质性纤维化，导致瘢痕产生和肺组织破坏，使通气功能降低；炎症也可累及气管、毛细支气管，往往伴机化性肺炎，也是间质性肺炎的一种表现。这一组疾病有许多共同的特点，包括类似的症状、X 线征象及肺功能检查特点。继发感染时可有黏液浓痰，伴明显消瘦、乏力、厌食、四肢关节痛等全身症状，急性期可伴有发热。

根据患者的病史、病程长短，临床表现及 X 线征象、肺功能检查和肺活检等，可以确诊。

24.肺癌患者发生间质性肺炎，停用分子靶向药物后能否再应用?

专家回复：如果肺癌患者在服用分子靶向药物后发生间质性肺炎，在治疗上首先要停用该药物，同时，还要依据病情的轻重应用激素、呼吸支持技术等。但是对分子靶向药物有效的患者，放弃分子靶向药物的治疗是非常可惜的，意味着患者失去了一个非常好的治疗手段。但是如果在发生分子靶向药物引起的间质性肺炎，停药后再服用同样的分子靶向药物，会有很大的机会再发生间质性肺炎，因此，不推荐再服用同样的分子靶向药物。我们的经验是换用不同的分子靶向药物，例如从易瑞沙换成特罗凯，或者从特罗凯换成易瑞沙，在换药初期可以加用小到中等剂量的激素，以抑制可能出现的间质性肺炎。

25.基因突变检测有什么意义?

专家回复：肺癌的治疗提倡个体化治疗模式。是基于肺癌患者的驱动基因表达状态，即根据肺癌患者是否存在驱动基因的个体化治疗，仅基于病理学治疗模式已经无法满足现代肺癌的治疗。其中，EGFR 突变是重要的癌症驱动因子，我国肺癌患者 EGFR 突变率达 30% 以上。不吸烟、女性、腺癌患者中比较多见，约有 50% 的突变率。EGFR 广泛分布于哺乳动物上皮细胞、成纤维细胞、胶质细胞、角质细胞等细胞表面，是上皮生长因子（EGF）细胞增殖和信号传导的受体。EGFR 等蛋白酪氨酸激酶功能缺失或其相关信号通路中关键因子的活性或细胞定位异常，与肿瘤细胞的增殖、血管生成、肿瘤侵袭、转移及细胞凋亡的抑制有关。目前临床上使用较多和广泛的特罗凯、易瑞沙和凯美纳就是以上通路的可逆性生物抑制剂。大量临床研究显示，检测 EGFR 突变可以筛查对靶向药敏感的人群，从而实现对患者的靶向药个体化治疗。

26. 基因突变检测的方法有哪些?

专家回复：目前 EGFR 突变的检测步骤包括标本获得、DNA 抽提、EGFR 突变检测和结果分析。检测的方法包括：DNA 测序、ARMS 及其他(如 DHPLC 等)。其中 ARMS 方法快捷、敏感，有试剂盒，操作简单，但价格较昂贵，不能检测到未知突变。研究显示，EGFR 突变在原发肿瘤中较转移瘤多见。EGFR 突变丰度对 EGFR-TKI 的疗效也有影响，丰度越高则疗效越好。非肿瘤标本包括血液和胸水等，目前检出率较低，ARMS 方法敏感性相对高一些。为提高 EGFR 突变的检出率，需要临床医生、患者、病理医生和实验员共同协作。EGFR 酪氨酸激酶区域的突变主要发生在 18 ~ 21 外显子，其中 19 和 21 号外显子突变覆盖突变的 90%。

27. 分子靶向药物耐药是怎么回事?

专家回复：分子靶向药物的耐药有两种类型：

（1）原发性耐药：就是刚开始服用就没有效果。如果有效的话一般服用分子靶向药物 2 周后就会显现，临床上表现为患者一般状况转好、咳嗽症状减轻、胸水减少等，影像学上表现为肿瘤体积减小，在RECIST 标准上可以评价为完全缓解、部分缓解或者疾病稳定。如果没有上述表现，就是原发的耐药，遗传学上的机理是肺癌细胞没有表皮生长因子受体的敏感性突变。

（2）继发性耐药：所谓继发性耐药，是指开始应用分子靶向药物治疗时，分子靶向药物是有效的，但是经过一段时间的治疗以后，原来的肺癌对分子靶向药物不再敏感了，肿瘤又开始长大了，疾病又有进展了。继发性耐药的原理是比较复杂的，从分子进化的角度来分析是比较合理的，也得到了分子生物学实验数据的证实：对分子靶向药物初始时敏感的肺癌中，有大部分肿瘤细胞是含有敏感性突变的表皮生长因子受体的，但是仍然有非常小的一部分肺癌细胞是含有除了敏感性突变以外的耐药性突变的，也就是说绝大部分的肺癌细胞是敏感的，但是有非常小的一部分是耐药的。当绝大部分敏感的细胞被分子靶向药物杀灭后，那些原本是耐药的非常小的一部分肺癌细胞反而迅速增长了，导致临床上耐药现象的发生。

28. 肺癌患者服用分子靶向药物后多长时间会发生耐药?

专家回复：从分子生物学和分子进化的原理来看，我们不难发现肺癌患者最终对分子靶向药物会产生耐药。但是耐药发生的时间有长有短，有的患者服用分子靶向药物后很快就没有效果了，有的患者应用靶向药物治疗有效的时间却很长，甚至应用超过 7 年，疾病一直处于稳定的状态。目前还不能完全解释为什么有的患者缓解时间长、有的患者缓解时间短，不同的突变类型或许可以解释上述现象。

29. 分子靶向药物耐药后该如何治疗?

专家回复：由上可见，大多数肺癌在服用分子靶向药物后，或长或短的时间里会发生耐药，耐药后应该怎么治疗呢？目前有几种可行的方法可以应用于分子靶向药物耐药后的肺癌患者：首先，可以从分子靶向药物治疗转换成化疗，这样可以减轻分子靶向药物对肺癌细胞的遗传压力，经过一段时间的治疗，就像给分子靶向药物放了个长假。经过化疗后，再服用分子靶向药物有可能出现再次敏感、治疗有效的情况，经过分子靶向药物"假期"再次有效的可能性在 20% 左右；其次，还可以从一种表皮生长因子受体拮抗剂转换为另一种，如可以从易瑞沙转换为特罗凯，或者从特罗凯转换为易瑞沙，当然这样的转换后再治疗的有效率不高，仅为 5% 左右；还有，可以从可逆的第一代表皮生长因子受体拮抗剂转换为新一代不可逆的表皮生长因子受体拮抗剂——阿法替尼，当然有效率也不高，并且还未在中国上市。最有前途的方法是，应用表皮生长因子受体信号通路的下游的信号分子的抑制剂，例如 c–MET、PI3K 抑制剂等。

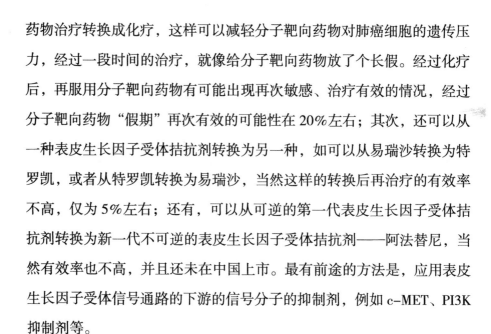

30. 表皮生长因子受体突变的患者是先服用表皮生长因子受体拮抗剂好，还是先化疗好？

专家回复：通过上面的介绍，大家知道了表皮生长因子受体突变的患者服用表皮生长因子受体拮抗剂的疗效是比较好的，其生存期明显优于没有突变的患者。但是遇到一个表皮生长因子受体突变的患者，他的治疗方案将有几种可能性：治疗以服用表皮生长因子受体拮抗剂开始，在疾病进展后，即表皮生长因子受体拮抗剂耐药后换用二线的化疗；还有一种可能的方法，就是先用化疗，化疗无效后再应用表皮生长因子受体拮抗剂。以上两种方案哪种的生存时间长、生活质量高呢？

打个不一定恰当的比方，表皮生长因子受体拮抗剂在表皮生长因子受体突变的患者有效率高、副作用小，就像一个好苹果；化疗的有效率低、副反应大，就像一个坏苹果，那么是先吃好苹果还是先吃坏苹果呢？好苹果不吃就放坏了，坏苹果不吃就更坏了。道理是一样的。目前已经有多个临床研究比较了先一线应用表皮生长因子受体抑制剂再二线应用化疗和先一线应用化疗再二线应用表皮生长因子受体抑制剂的两组患者，这两组患者在生存时间上没有差别，但是一线应用表皮生长因子受体抑制剂组在疾病无进展时间上优于二线应用组。因此，总体上看先用哪类药物的影响并不大，只是在表皮生长因子受体突变的患者治疗过程中，一定要应用表皮生长因子受体抑制剂。

 31. 小细胞肺癌怎么治疗？

专家回复：小细胞肺癌的治疗方法不外乎也是这么几种：化疗、放疗、手术治疗。目前还没有小细胞肺癌的分子靶向药物问世，所以，小细胞肺癌目前还没有分子靶向治疗。小细胞肺癌的特点是癌细胞生长快、肿瘤倍增时间短、发现时已经多为晚期，往往已经失去了手术的机会，因此通常意义上说，小细胞肺癌的治疗主要是化疗为主的治疗模式。但是，新近有研究发现，如果早期能够发现小细胞肺癌并进行手术切除，患者的生存期将明显延长。因此，手术治疗在小细胞肺癌治疗中也是有一定意义的。大多数小细胞肺癌患者不能接受手术的原因，是未能尽早发现、发现时已经是晚期，而不能手术。

那小细胞肺癌能不能接受放射治疗呢？大量的临床数据表明，放射治疗对范围比较局限的小细胞肺癌还是有益处的。什么是"范围局限"呢？小细胞肺癌扩散的范围可以比较容易地被概括在一个放射野里，这样的小细胞肺癌可以认为是比较局限的。但是，由于小细胞肺癌恶性程度高、转移发生早，需要进行更精确的检查如 PET-CT 等，才能比较好地明确是否是局限期的小细胞肺癌。

第三篇——治疗篇

32. 小细胞肺癌化疗方案是怎么样的?

专家回复: 多数小细胞肺癌对化疗比较敏感, 因此, 目前化疗还是小细胞肺癌的主要治疗方法。主流的化疗方案还是依托泊苷联合铂类药物。依托泊苷是细胞周期特异性抗肿瘤药物, 作用于 DNA 拓扑异构酶 II, 形成药物 – 酶 –DNA 稳定的可逆性复合物, 从而阻碍 DNA 修复。依托泊苷通常和铂类药物联合应用于小细胞肺癌, 因为, 研究发现两药的联合方案在有效率等方面明显优于单药的方案。

首先应用于临床的是顺铂。为了改善顺铂的毒副作用、克服其耐药性, 从 20 世纪 70 年代开始, 科学家从数千种铂化合物中筛选了 10 余种进行研究, 1986 年卡铂问世, 成为第二代铂类药物。目前顺铂与卡铂在世界范围是最主要的铂类化疗药物。

随着近几年对铂类药物的作用机理、构效关系以及临床治疗的深入研究, 发现以二氨基环己烷为载铂配体的一类铂配合物, 不仅改善了顺铂及卡铂的毒副作用, 而且扩大了它们的活性谱, 对许多耐顺铂或卡铂的细胞株或瘤株具有活性。这种新型的铂类药物被称为第三代抗癌药, 其代表药物有洛铂、奥沙利铂等。

33. 什么是一线化疗? 什么是二线化疗?

专家回复: 一线化疗就是肺癌开始治疗时, 最初应用的方案。一线化疗方案的选择对患者的疗效非常重要, 如果一线治疗不能取得初步效果, 疾病就得不到控制。二线治疗就是在肿瘤虽然经过一线治疗后, 仍然继续生长, 没有得到控制, 再换用的另一种化疗方案。依次类推, 每次进行治疗方案的调整, 就叫做几线治疗。比如一个患者接受了 4 种不

301健康科普丛书——肺癌

同的方案进行化疗，即接受了四线化疗。

34. 怎么样评价肺癌治疗的效果?

专家回复：对肺癌治疗效果的评价关系到下一步治疗策略的选择，如果经过评估肿瘤减小，说明目前的方案是有效的，可以根据患者的体质等情况继续应用；如果经过评估，肿瘤有增大的倾向，则需要尽快应用其他可能有效的药物，尽早控制住肿瘤的发展。目前肺癌治疗效果评估的通用方法还是 RECIST 标准，通过测量目标病灶的大小来判断疾病的疗效。可测量的目标病灶：应代表所有累及的器官，每个脏器最多 5 个病灶，全部病灶总数最多 10 个作为目标病灶，并在基线时测量并记录。目标病灶应根据病灶长径大小和可准确重复测量性来选择。所有目标病灶的长度总和作为有效缓解记录的参考基线。目标病灶的评价标准为：完全缓解（CR），所有目标病灶消失；部分缓解（PR），基线病灶长径总和缩小，小于 30%；疾病稳定（SD），基线病灶长径总和有缩小，但未达 PR 或有增加但未达 PD；疾病进展（PD），基线病灶长径总和增加（大于 20%）或出现新病灶。

通常情况下，如果经过一个阶段的治疗，肺癌评价为 CR、PR、SD 即所谓的疾病控制，可以继续之前的方案进行治疗；如果评价为疾病进展，就是之前的方案没有很好地控制住肺癌的发展，如果身体条件允许，可以换用其他合理的方案再进行进一步的治疗。

35. 小细胞肺癌化疗的疗效怎么样?

专家回复：小细胞肺癌一线即初始的化疗总体疗效还是不错的，一线化疗总体的有效率可以达到 70% 以上，大多数患者还是可以达到疾病控制的效果；只有小部分患者（20％以上）初始的化疗就不敏感，也就是原发的耐药。

对于原发耐药或者一线治疗后进展的患者，可以换用二线治疗的方案。小细胞二线治疗的方案可以有比较多的选择，用于治疗非小细胞肺癌的一线治疗方案均可以用于小细胞肺癌的二线治疗，例如紫杉类、吉西他滨、长春碱类等化疗药物。但是二线治疗的疗效是非常有限的，在多数一线耐药的患者，换用二线治疗的有效率不超过15％。

36. 小细胞肺癌一般要化疗多少次？

专家回复：化疗是小细胞肺癌治疗的主要方法之一，那是不是所有的小细胞癌患者在治疗期间要一直化疗下去呢？小细胞癌患者在通常情况下需要进行4～6个周期的一线化疗，在计划的一线化疗期间，每2个周期化疗后对化疗的效果进行评价，如果疾病进展，也就是肿瘤在2个周期的治疗后长大了，这两个周期的化疗就是无效的，需要换用二线的化疗方案；如果前2个周期的治疗是有效的，肿瘤减小或者没有长大，就可以继续应用一线的化疗方案，并且依据患者的身体条件来决定化疗的周期数。一般来说，一线治疗可以进行4～6个周期，如果患者身体状况不好，身体素质差，可以先进行4个周期的化疗。化疗停止后，进行最佳的支持治疗，待身体条件转好后，可以再进行2个周期的一线方案的化疗。

一线化疗之后患者的检查和治疗应该怎么安排呢？一线化疗之后，每2个月需要进行1次比较全面的复查和评估，包括肺CT等。如果疾病进展、肿瘤长大，则需要进入二线的治疗；如果疾病稳定、肿瘤并没有长大，则可以继续观察，再过2个月后再进行评价。

37. 小细胞肺癌能手术吗?

专家回复：大家常说，肿瘤手术切除后就是治愈了，那么多非小细胞肺癌患者都接受了手术。那么小细胞肺癌是否也能手术呢？众所周知，小细胞肺癌恶性程度高、生长迅速、发现时多为晚期，所以，在临床上诊治小细胞癌患者也多为晚期，失去了手术的机会。但是，临床上也偶然可以看到一种情况：一个肺部性质不明确的病变，患者和外科医生达成一致的意见——外科手术，手术后被切除病灶的病理学是小细胞肺癌，患者得到了治愈。这样的情形也是符合肿瘤治疗规律的：不管它是多么恶性的肿瘤，如果能足够早地发现，采取外科手术的方法切除，都是有可能达到治愈目的的。换句话说，重度吸烟的肺癌高发患者，需要进行定期查体，才有可能发现早期肺癌并经过手术治疗达到治愈的目的。

38. 小细胞肺癌是怎么分期的?

专家回复：小细胞肺癌和其他的恶性肿瘤一样都可以进行 TNM 分期，根据包括肿瘤的大小、区域淋巴结转移的情况和远处器官转移情况进行分期，指导治疗。但在临床上应用最广泛的还是把小细胞肺癌分为局限期和广泛期，便于对治疗方案的选择。

目前有学者提出小细胞肺癌也适合应用 TNM 分期系统进行分期来指导治疗，使得小细胞肺癌的治疗更加精细化，对外科手术切除在较早期的患者治疗中的地位也需要更加地重视，以增加小细胞肺癌患者长期存活的可能性。

39. 什么是头颅预防性照射？一定要做头颅预防性照射吗？

专家回复：头颅预防性照射是指在没有明确的颅脑内转移病灶的前提下，对颅脑进行放射治疗，以达到预防颅脑内转移发生的放射治疗。仔细分析会有一些疑问：头颅预防性照射没有对原发病灶进行照射，为什么会"预防"颅脑内转移的发生呢？其实，由于小细胞肺癌的恶性程度非常高，在非常早期就有可能发生转移，虽然影像学检查并不能发现转移的病灶，但是已经有癌细胞定植在脑内。通过放射治疗这些已经转移到脑内的隐性病灶会在比较晚的时间才显现出来，达到的效果就像是"预防"了脑转移的发生。

目前已经有多个中心的研究发现，应用头颅预防性照射的小细胞肺癌患者，其脑转移发生率较未进行头颅预防性照射的患者明显减少，脑转移发生率明显减低，生存时间明显延长。因此，在小细胞肺癌的诊治指南中，推荐对小细胞肺癌的患者（包括局限期和广泛期）进行头颅预防性照射，头颅预防性照射的时机可以在进行一线治疗、疾病得到控制后。

40. 非小细胞肺癌患者也需要做头颅预防性照射吗？

专家回复：关于这个问题，目前还在研究中，但是初步的、患者数量较少的研究已经发现，在晚期的非小细胞肺癌患者进行头颅预防性照射，也可以推迟脑转移的发生、延长患者的生存时间。在未来，经过比较大样本的对照研究证实后，头颅预防性照射也可能将被推荐为晚期非小细胞肺癌治疗策略中的一部分。

第四篇
肺癌与饮食

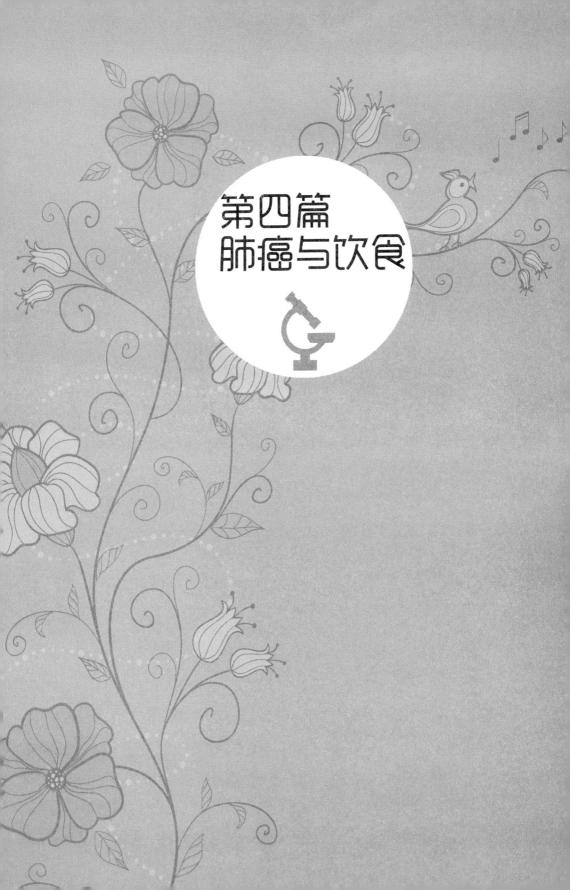

1. 哪些食物可以预防肺癌?

专家回复：现代人生活压力大，抽烟、饮酒等不良饮食及生活方式会促使肺癌的发生。健康的日常饮食可以帮我们预防癌症，为了预防肺癌，可以多吃富含维生素 E 的食品。研究发现，血液中维生素 E 含量高的人，患肺癌的几率比普通人低 19%。苹果是减少肺癌发生的好食品，因为苹果里有黄酮类化合物，通过新陈代谢可以产生重要的抗氧化物质，帮助预防肺癌。而适量喝红葡萄酒也有助于预防肺癌的发生。经常饮用绿茶能清除体内的放射性物质，或经常食用蜂蜜和蜂王浆对防治恶性肿瘤也有效，食用牛奶和酸奶可以抑制肿瘤细胞的生长。常食用新鲜蔬菜如胡萝卜、茄子、甘蓝、萝卜和瓠果等，它们含有干扰素诱导物，能刺激细胞产生干扰素，预防肺癌的发生。

2. 肺癌患者的饮食建议有哪些?

专家回复：

（1）食物多样：膳食组成应包括多种食物，如谷类、豆类、动物性食品、蔬菜、水果等，它们所含营养素不同，混食可以互相补充。

（2)粗细要搭配：多吃些粗米面和杂粮，膳食纤维能够刺激肠蠕动，减少便秘。

（3）忌辛辣刺激性食物：如葱、蒜、韭菜、姜、花椒、辣椒、桂皮等。

（4）忌油煎、烧烤等热性食物。

（5）不暴饮暴食，维持正常体质指数，避免超重或消瘦。

（6）三餐要合理，早、中、晚餐热量分配比例以 3：4：3 为宜。

（7）限油腻，不要吃太多脂肪性食物。植物性食品来源的脂肪要占总脂肪的 2/3，尽量减少动物类脂肪的摄入。

（8）戒烟酒，严禁酗酒。

3. 哪些饮食容易诱发肺癌?

专家回复：

（1）维生素 A 缺乏：科学家对大量肺癌患者进行调查，发现他们的饮食中富含胡萝卜素的深绿叶蔬菜很少，而胡萝卜素是合成维生素 A 的前体物。调查研究证明，维生素 A 缺乏可使呼吸道发生鳞状上皮化生，而肺癌最常见的癌前表现是鳞状上皮化生。因此，维生素 A 缺乏可以认为是肺癌病因之一。

（2）硒的摄入不足：血清中硒含量低的人患肺癌的几率较大。硒偏低，与肉类与蛋类的摄入过少有关。硒含量最高的食品主要有海蟹、对虾，有患癌倾向的人可多吃些。

（3）烟熏烧烤食物：烧烤食物中含有大量的三苯并芘，这种物质为致癌物质，尽量避免食用。

（4）饱和脂肪的摄入过多：调查发现长时间食用高温红肉或煎炸肉，会增加女性肺癌危险性。肥胖者患肺癌的几率要高于正常人，避免高脂肪的食物可以避免肥胖，降低肺癌的发病率。过多脂肪还会导致机体激素发生变化，限制机体免疫监视的效能，影响细胞的代谢方式，增加体内镁的排出，这些因素都会促使肿瘤发生。

4. 肺癌患者有忌口吗?

专家回复：肺癌患者由于恶性肿瘤生长于肺部，患者易咳痰、胸

闷、腹部有气、肠鸣、腹痛和腹部胀满等症状。因而肺癌患者须注意忌口以下食物:

(1)忌"发物":如猪头肉、荞麦面、老鹅、公鸡、狗肉、母猪肉等。这些"发物"容易生热化火,造成咳血、咳嗽等证候。

(2)忌油腻、烤、炸等不容易消化的食物。

(3)忌辛辣刺激性食物:葱、蒜、韭菜、姜、花椒、辣椒、桂皮等。

(4)其他:能引起胀气的食品,例如山芋、玉米等淀粉高的食物,牛奶(牛奶有一些人吃了也会胀气)。忌过多的食盐,过多的钠盐摄入可致癌,主要是钠会抑制免疫系统,如白细胞减少等。

 5.化疗期间食欲不好该如何调整?

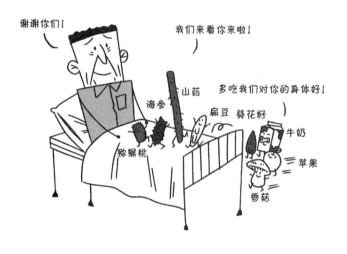

专家回复:化疗药物常导致患者出现一系列的消化道反应,如恶心呕吐,食欲下降、不思饮食,从而造成患者摄食减少,营养不良,甚至形成明显消瘦,恶病质状态。家属应尽量想办法努力改善饮食,增加患者的食欲。食物种类要多,烹调制作方法应多样化。家人、朋友应尽量满足癌症患者的需求。在烹调时,在确保营养的前体下,着重色香味搭配,提高患者的食欲。对化疗反应较重者,为避免油腻刺激加重恶心、呕吐，可采用少油或不放油的清淡爽口的凉拌菜和水果，或一些酸性食物，起到开胃作用，如醋拌心里美萝卜、糖醋白菜心、胡萝卜丝拌豆芽或水果沙拉等。忌食辛辣刺激性食品，如辣椒、白酒等。

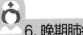

6. 晚期肺癌患者该如何增加营养？

专家回复：肺癌患者无吞咽困难时，应自由择食，在不影响治疗的情况下，要多吃一些蛋白质、碳水化合物丰富的食品，如瘦肉、鸡、鸭、兔、鱼、虾、豆制品以及各种谷类，一般不限制食量，保证良好的营养。肺癌患者免疫力比较低，此时多吃能增强免疫力、抗癌作用的食物，如海参、山药、扁豆、薏米、香菇、蘑菇、葵花籽、猕猴桃、无花果、苹果、沙丁鱼、蜂蜜、鸽蛋、牛奶等。部分晚期肺癌患者胃肠功能不良，若发现患者有恶心、呕吐等表现，此时宜先控制症状再采取进食，同时注意饮食环境的清洁、舒适、安静。严重厌食或不能由口进食者，可用鼻饲或静脉补充营养。最初以高营养易消化的流食、半流食、软食为主，食物应无刺激性，戒烟酒，宜多食含胡萝卜和维生素C丰富的水果和蔬菜。可以尝试一些食谱：①羊骨粥：羊骨两具（约重100g），粳米或糯米100g，食盐、生姜、葱白各少许。先将羊骨洗净槌成小块（如乒乓球大小），加水煎煮，取其汤液与洗净的粳米（或糯米）同煮为粥，粥熟后加入食盐，即能食之；②沙参天冬炖鸭汤：南沙参5g、天门冬3g、鸭肉100g。沙参及天门冬用纱布包好与鸭肉同炖至熟烂，去渣，吃鸭肉喝汤。具有养阴润肺，化痰止咳的功效，多食易气滞滑肠。

7. 社会上流传的一些偏方有用吗？能代替药物吗？

专家回复：肺癌常用的治疗方法有手术治疗、化学治疗、放射治疗、靶向治疗、免疫治疗、中医治疗以及不同治疗方法的联合治疗。在肺癌的治疗上，中医也是占据着一定地位的，常与其他方式联合应用。偏方饮食可以改善患者的生活质量、延长生存期、降低放化疗的毒副作用。但偏方不能完全代替药物治疗，选择也不是盲目的，应因证而异，因人而异，多向医生问询。

8. 肺癌患者能吃参类吗?

专家回复：市场参类保健品多样，其中人参、西洋参和党参深受广大消费者的喜爱，是否适宜肺癌患者吃呢？这个可不一定。

肺癌患者多为热毒内盛、气阴两虚，而人参性偏温热，单用人参进补容易助热生燥，上火耗阴。那么人参还能不能吃呢？具体情况要根据中医论证再定。

党参味甘，性平，具有补中益气、生津养血的功效，属于平补气血两虚的药物。虽然药力不如人参，但因其性平和，因此可以作为人参的替代品。但是不能多吃，多吃会出现补气生热的弊病，使用时切不可盲目加大剂量。实证、热证者不宜使用。和其他参类一样，服用时不可与萝卜、浓茶同用！

西洋参又称花旗参，除了补气养阴的功效外，对津液不足、口渴舌燥也有很好的作用。其补益效果虽不及人参，但西洋参药性凉，基本上没有什么不良反应。因此，西洋参也可以代替人参用于不适合人参的人群。西洋参的补益药力稍弱，需要长期服用效果才好，也不要与茶、萝卜之类的同时食用。肺癌可以吃西洋参，但要把握好时间。中医讲虚就不进补，肺癌期间本来身体就虚弱，加上服用药物、治疗对身体的各个脏器和系统都会有损害，这时进补不但无益还会有害。先调理一下身

301健康科普丛书——肺癌

体、吃一些易消化的如小米粥等食品，如果感觉身体恢复的不错了再食用西洋参。参类都比较贵，熬粥煲汤感觉浪费较大，因此可用西洋参泡水喝。将薄薄的 5、6 片泡水，水不要太多，随泡随喝，泡 2 ~ 3 天切成丝再泡水。泡的差不多可以把西洋参吃了，这样可以减少浪费。

9. 肺癌患者能吃冬虫夏草吗？

专家回复：肺癌患者只要在没有感冒的情况下就可以服用冬虫夏草，冬虫夏草本来就是用来补肺补虚的，对于化疗后伤阴的患者更合适，可提高免疫力。冬虫夏草炖鸭尤为肺癌患者所宜。肺癌患者中晚期呼吸困难严重，机体消耗过大，冬虫夏草炖乳鸽具有健脾益气之功效，能帮助患者改善症状。

[食谱]：

乳鸽 1 只，冬虫夏草 10g，生姜 15g。乳鸽去毛去内脏，洗净切块；冬虫夏草洗净。把全部用料放入炖盅内，加适量开水，文火隔开水炖 2 小时，调味即可饮用。注意：①使用本方以脾胃虚弱者为主。以形体消瘦，胃脘隐痛，纳差，体倦乏力，舌淡，脉细为要点；②凡外感表证未解或湿热内阻者不宜用本汤。

10. 肺癌 PET/CT 检查前饮食应该注意什么？

专家回复：

（1）应该在检查前一天禁酒、禁做剧烈运动或者长时间运动，进清淡饮食。

（2）到医院进行 PET/CT 检查前，需带齐资料（病史记录、治疗有关情况、影像学检查资料如 CT、MRI、ECT 等）备查。

（3）检查前需要禁食 6 小时，避免服用高糖类物质。

（4）部分患者尤其是糖尿病患者需要做血糖浓度测定，有些糖尿病患者需要使用胰岛素。

（5）接受心脏检查时可能需要口服葡萄糖。

11. 胸部放疗后的饮食应该注意什么?

专家回复：总的来讲，胸部放疗后患者饮食应高营养、易消化、滋阴生津，宜多吃一些鱼、肉、奶、蜂蜜、新鲜蔬菜、水果等。由于放疗部位不同出现的症状也不同，饮食选择也有差异。

（1）血象下降：由于放射治疗可引起骨髓抑制，表现为白细胞、血小板、红细胞下降等。要注意加强营养，可以选择含铁较多的食品。如动物的肝脏、芹菜、番茄，以及杏、桃、李子、葡萄干、红枣、菠萝、杨梅、橙子、橘子、柚子和无花果等。常有的食疗处方：①大枣 10 枚，薏苡仁 60g，赤小豆 30g。煮粥吃；②大枣 10 枚，龙眼 5g，枸杞子 15g，加入 60g 糯米煮粥吃。

（2）咽疼、食道炎：这些是头颈部或胸部肿瘤患者最常见的放疗反应，因放射线损伤唾液腺及食管黏膜所引起。这时可食清凉无刺激性的食物，饭菜的温度不宜太热，不宜进食太硬的食物，肉要剁细，蔬菜或水果若无法咽下可以榨成汁饮用，并可口含冰块，进食少量冷饮，多饮酸奶。口干、咽疼、食管炎重者，可在饭前用中药草决明、生甘草煎水当茶饮，然后再进食，疼痛会明显减轻。总之，头颈部放疗的患者，以汤水较多、质地细软、滋味清淡的食物为主。如果有吞咽困难，可以吃一些冷食或多饮水来缓解。

（3）食欲不振：鼓励患者多进食，以营养丰富、清淡易消化的食物为好。应调动患者的视觉、嗅觉以增加进食，调配平时喜爱的食物，少食多餐。

（4）便秘：有些放疗患者会出现便秘，应适当增加活动量，多食新鲜蔬菜、水果及其他富含纤维素的食物，如香蕉、海带、蜂蜜、核桃、花生、香油等。必要时服中药麻仁润肠丸。放疗后，津液耗损一时难以恢复，还应当食用一些养阴生津之品，如藕汁、荸荠、梨、绿豆、西瓜、芦笋、绿茶、无花果、蜂蜜、杏仁、乌梅、香蕉、枇杷、胡萝卜等。

注意：放疗常导致"内热"，热性食物如狗肉、羊肉，以及辣椒、花椒、胡椒、芥末、八角、桂皮等应不食或少食，禁烟、酒。

 12. 肺癌患者可以吃蛋白质粉吗?

专家回复：肺癌患者可以少量食用蛋白质粉，增强机体的抗病能力。肺癌属于消耗性的恶性疾病，需要很多营养物质，饮食宜清淡，不吃辛辣刺激、油腻的食物。蛋白粉中蛋白质含量高，肺癌及消耗性疾病患者是可以吃的，尤其在食欲差、白蛋白降低时，对于补充人体蛋白含量还是非常重要的。

 13. 肺癌化疗后胃口不好怎么办?

专家回复：化疗是治疗癌症的常见方法之一，但是患者也会在化疗后因化疗产生的副作用而使身体异常疲惫，从而影响癌症患者的食欲。那么癌症化疗后胃口不好怎么办呢？癌症化疗期间应适当进食一些新鲜的水果，如西瓜、猕猴桃、杏、苹果、梨、草莓等，这些水果含有丰富的维生素 C、维生素 B；如癌症化疗后出现食欲不振、消化不良等症时，清淡饮食，同时可吃一些健脾胃的食物，如薏仁、萝卜、山楂、猕猴桃、莼菜、大枣、葵花籽、核桃、虾蟹、鲤鱼、银鱼、泥鳅、胖头鱼、塘鱼、草鱼等，则能健脾开胃，保护消化机能，减轻化疗副作用。

14. 肺癌化疗后白细胞减低怎么办?

专家回复：如癌症化疗后出现白细胞下降，宜补充动物肝脏、骨髓、猪脚爪、瘦肉、鱼类、大枣、桂圆、赤豆、鹌鹑、蘑菇、鹅血、核桃、甲鱼等有升白细胞的食品。如免疫力低下、加上化疗的黏膜损伤，会发生口腔黏膜破溃，注意口腔卫生，勤漱口，早晚刷牙，可用蔷薇花、玫瑰花或桑芽代茶饮。可以将中药板蓝根、黄连、丹参煮水后进行反复的漱口，也可用盐水、漱口液漱口，清洁口腔后可在溃疡面涂用口感凉爽、舒适的药物。

15. 肺癌患者可以吃海参吗?

专家回复：中医认为，海参性味平和，有"滋阴"、"补血"、"温阳"、"泻火"的作用，也就是说对人体的阴阳气血、五脏六腑都有调补作用。现代科学研究证明，海参营养价值很高，每百克中含蛋白质 15g、脂肪 1g、碳水化合物 0.4g、钙 357mg、磷 12mg、铁 2.4mg，以及维生素 B_1、B_2、尼克酸等 50 多种对人体生理有益的营养成分，其中蛋白质含量高达 55% 以上。牛磺酸、硫酸软骨素等多种成分，是合成人体胶原蛋白的主要原料，可促进机体细胞的再生和机体受损后的修复，还可以提高人体的免疫功能。在海参的体壁，内脏和腺体等组织中含有大量海参皂苷，实验显示对肿瘤细胞有细胞毒作用，可以辅助肿瘤治疗。所以说，肺癌食用海参是比较适宜的，不过要适量。

［食谱］

（1）海参小米粥：小米，蔬菜，海参一头，姜丝、葱花少量。小米淘洗干净，用清水泡上；蔬菜和海参洗净，切姜丝和葱花，海参切片；汤锅放入足量的水，水沸之后放入小米，滚锅后下海参，再次滚锅后继续煮上约5分钟，其间不停用勺子搅拌；加入姜丝，盖上锅盖，转最小火熬煮，期间不要打开锅盖。

（2）香菇木耳煨海参：香菇25g，黑木耳15g，海参一头，酱油、姜丝、葱花、精盐少量。将香菇、黑木耳温水泡发后撕成碎片；海参用温水浸泡发好，剖洗切片；炒锅上火，放油烧热，下海参炒片刻，放入酱油、蒜蓉、生姜丝、精盐适量同翻炒数分钟，加入香菇、黑木耳和清水适量，盖上锅盖，小火煨至海参、香菇、黑木耳熟烂后即成。主治：癌症引起的身体虚弱、癌症术后康复期。

 16. 吸烟人群多吃什么食物防肺癌？

专家回复：

（1）多吃富含维生素的食物：香烟中的某些化合物会使维生素 A、B、C 和 E 等的活性大为降低，使体内的这些维生素得到大量的消耗。因此，吸烟者宜多吃富含维生素的食物，如牛奶、胡萝卜、玉米面、白菜、花生、植物油、豆芽等，既可增强人体的自体免疫功能，又可补充由于吸烟所造成的维生素缺乏。

（2）多吃含硒丰富的食物：吸烟易引起人体血液中的硒元素含量偏低，而硒又是防癌抗癌所不可缺少的一种微量元素。因此，吸烟者应多吃些含硒丰富的食物，如动物肝脏、海藻及虾类等。

（3）多喝茶：因为香烟中含有的一些化合物可引起动脉内膜增厚、

胃酸分泌量显著减少及血糖增高等症，而茶叶中所特有的儿茶素等可有效防止胆固醇在血管壁上沉积，增加肠胃蠕动及降低血、尿糖等。同时，茶能利尿、解毒，还可以使香烟中的一些有毒物随尿液排出，减少其在体内的停留时间。

（4）吸烟者可以适当补充含铁丰富的食物，如动物肝脏、肉、海带、豆类。

（5）宜少吃含饱和脂肪酸的肥肉：因为吸烟会使血管中的胆固醇及脂肪沉积量加大，大脑供血量减少，易致脑萎缩，加速大脑老化等。因此，吸烟者在饮食上宜少吃含饱和脂肪酸的肥肉等，而应增加一些可以降低或抑制胆固醇合成的食物，如牛奶、鱼类、豆制品及一些高纤维性食物，如辣椒粉、蔬菜、肉桂及水果等。

（6）β-胡萝卜素对吸烟者更有益处：富含 β-胡萝卜素的碱性食物能有效抑制吸烟者的烟瘾，对减少吸烟量和戒烟都有一定的作用。含有丰富 β-胡萝卜素的食物有胡萝卜、菠菜、苣荬、豌豆苗和辣椒等，吸烟者可以适量多吃。

17. 肺癌患者吃蜂王浆好不好？

专家回复：蜂王浆具有显著的强壮、益肝、健脾的功效；能加强机体抵抗力及促进生长，促进贫血的恢复，并使血小板数目增多；长期服用蜂王浆可以促进食欲、增强体质。

蜂王浆对肺癌康复有积极的调理作用，这是因为蜂王浆是含有乙酰胆碱和雌性激素的高蛋白补品，其包含的皇浆酸具有很强的杀菌力，肺癌患者的体质虚弱，而蜂王浆能够充分地填补这方面的体质缺失，增强患者的基础体力，活化患者体内由于癌细胞侵蚀而过早衰老的组织。蜂王浆在肺癌患者食疗的道路上起到了十分重要的作用，无论是对患者的辅助治疗，还是在康复期的阶段来说，蜂王浆都是很好的"帮手"。

18. 肺癌患者是要加强营养，还是把肺癌细胞"饿死"？

专家回复：食物是癌症患者康复的物质基础，重视癌症患者的饮食，提供合理充足的营养，就能增强机体的抵抗力，提高患者对治疗的耐受力，保证治疗计划顺利完成，促进康复。

但有很多患者担心吃多了或营养丰富后会为肺癌的生长提供更多的养分，甚至有人还让患者饥饿，想把肺癌细胞"饿死"，这些都是没有科学根据的。肺癌患者因肺癌的消耗及食欲差，要比正常人的需要量增加 20% 的蛋白质及热量。许多事实都说明营养不良对患者的治疗和康复极为不利。美国医学专家通过对 3000 名各种癌症患者的调查发现，体重下降患者的生存期只有体重正常的一半。如果已产生营养不良，则可以补充更多的蛋白质。蛋白质的摄入最好是植物蛋白和部分动物性蛋白。此外，还需注意选择低脂肪、低盐和富含维生素、矿物质食品，这对肺癌患者的治疗和康复是有利的。

19. 肺癌放疗期间饮食及注意事项有哪些?

专家回复：肺癌患者接受放疗时，由于放射线同时也损伤肿瘤周围正常组织，常造成放射性肺炎、放射性食管炎。

放疗期间应多食能滋阴润燥的甘凉食品和清热解毒的食品，如生梨汁、鲜藕汁、芦根汤、西瓜、蜂蜜、荸荠汁、赤豆汤、绿豆汤、百合及各种蔬菜和新鲜水果。

忌食助湿生痰的食品和辛辣的食品，如姜、肥肉、胡椒、韭菜、辣椒、山芋、葱等。若有气血不足现象，则宜补充高蛋白食物，如奶类、桂圆、牛肉、莲子、黄鳝、黑芝麻、山药、瘦肉、动物肝脏和红枣等补气生血的食品。也可在放疗期间配合放疗小偏方，减轻放疗毒副作用。

偏方一：当归9 g、赤芍9 g、川芎9 g、生地9 g、扁豆9 g、黄芩6 g、白茅根15g、瓜蒌15g、麦冬9 g、陈皮9 g、花粉9 g。水煎服，每天1剂。

偏方二：麦冬15g、玄参15g、五味子5 g、赤芍9 g、茜草根20g、生地10g、黄芪25g。水煎服，每天1剂。

偏方三：白萝卜600g、胡萝卜300g、干香菇5片、白萝卜叶300g、牛蒡250g。将以上食材切块一起放入玻璃锅，加水小火煮约1小时。

 20. 肺癌患者咳嗽、咯血吃什么好?

专家回复：可以采用中医食疗辅助。荸荠和杏仁对于止咳有效果，可选用苦杏仁15g，荸荠50g，藕粉50g，冰糖25g。苦杏仁洗净，拍碎，用温水浸泡；荸荠洗净，切碎末；藕粉用适量水化开成稀糊状。锅入适量水上火，放入杏仁及泡水荸荠，开锅后煮20分钟，倒入藕粉糊及冰糖，煮片刻即成。早晚分2次服用。苦杏仁之功是祛痰止咳，平喘润肠为，临床用于痰热咳嗽之药，与清热化痰、消积补肺的荸荠，滋补止血的藕粉煮羹，尤适宜于肺癌痰多咳嗽、咯血者食用。还可试试青橄榄和白萝卜的饮食疗法：青橄榄350g，白萝卜500g。青橄榄洗净，白萝卜刮去毛须，洗净，切小片。两物入砂锅中，添入适量水，大火烧沸，小火煮约30分钟，调入精盐略煮即可。

301健康科普丛书——肺癌

随意服，或分数次服，当日服完。服食时，吃萝卜饮汤汁，并嚼食橄榄，缓缓咽下。

21. 肺癌术后怎么调理饮食?

专家回复：术后饮食总的原则宜清淡、细软、容易消化吸收为主。在食物选择与进补时，不要急于求成，可从流质饮食开始，无明显不适反应时，再过渡到半流食、普食，选择饮食时，还应注意各种营养平衡，不论肺癌手术前后，都要多吃新鲜蔬菜和水果。如绿、黄、红蔬菜，可选用能增加身体免疫力、有助于药物抑制癌细胞作用的食品，如甲鱼、黄鱼、甜杏仁、核桃、大枣、香菇等。因患者营养状态较差，免疫功能低下，不利于患者身体的恢复，因而，肿瘤患者不宜过分强调忌口。少吃刺激性食品，包括油炸食品；避免进食虾、螃蟹等容易造成过敏的食物。

22. 常见的肺癌辅助小偏方有哪些?

专家回复：

（1）银耳白肺

原料：银耳30g，猪肺1副，清汤1500ml，葱段、姜、精盐、料酒、味精、胡椒粉各少许。

做法：银耳水发，洗净，用开水泡片刻。猪肺以清水冲尽肺叶中的血液，放入沸水中稍焯捞出，入砂锅内倒入清水，放入葱、姜、料酒，用旺火烧开后改用小火煮烂。将猪肺捞入凉水内，剔下气管筋络，撕去老皮，揪成蚕豆瓣大小的块，放入碗中用凉水泡好。把肺块和银耳捞入大汤碗内，加入清汤，上屉蒸透取出。烧开余下的汤，加料酒、精盐、胡椒粉，汤沸后盛入碗内即成。

适应证：肺癌阴虚干咳者。

（2）川贝梨

原料：上等川贝 5g，梨 1 个。

做法：梨切成一盖，掏去梨核，加入川贝，盖上盖。隔水蒸熟，或用小炭火烤熟。

功效：养阴润肺，止咳。

适应证：肺癌阴虚干咳者。

（3）杏仁猪肺汤

原料：甜杏仁 30g，猪肺半个。

做法：将甜杏仁、猪肺加适量清水共煮汤，盐调味，可常食。

（4）燕窝银耳瘦肉粥

原料：燕窝 5g、银耳 15g、猪瘦肉 60g、大米 60g。

做法：将燕窝、银耳先浸泡洗净，猪瘦肉切碎。加适量清水，与米共煮成粥，调味服用。

（5）冬瓜皮蚕豆汤

原料：冬瓜皮 60g、冬瓜子 60g、蚕豆 60g。

做法：将上述食物放入锅内加水 3 碗煎至 1 碗，再加入适当调料即成，去渣饮用。

功效：除湿、利水、消肿。

适应证：适用于肺癌有胸腔积液者。

（6）莲子鸡

原料：莲子参 15g，鸡或鸭、猪肉适量。

做法：莲子参与肉共炖熟，适当加入调料即可。

功效：常服用，补肺、益气、生津。

适应证：适用于肺癌气血不足者。

（7）甘草雪梨煲猪肺

原料：甘草10g、雪梨2个、猪肺约250g。

做法：梨削皮切成块，猪肺洗净切成片，挤去泡沫，与甘草同放砂锅内。加冰糖少许，清水适量小火熬者3小时后服用。每日1次。

功效：润肺除痰。

适应证：适用于咳嗽不止者。

（8）冰糖杏仁糊

原料：甜杏仁15g、苦杏仁3g、粳米50g、冰糖适量。

做法：将甜杏仁和苦杏仁用清水泡软去皮，捣烂加粳米、清水及冰糖煮成稠粥，隔日1次。

功效：润肺祛痰、润肠、止咳平喘。

（9）白芷炖燕窝

原料：白芷9g、燕窝9g、冰糖适量。

做法：将白芷、燕窝隔水炖至极烂，过滤去渣。加冰糖适量调味后再炖片刻即成，每日1～2次。

功效：补肺养阴，止咳止血。

（10）五味子炖肉

原料：五味子50g，鸭肉或猪瘦肉适量。

做法：五味子与肉一起蒸食或炖食，并酌情加入调料。肉、药、汤俱服。

功效：补肺益肾，止咳平喘。

适应证：适宜于肺癌肾虚型患者。

（11）银杏蒸鸭

原料：白果 200g，白鸭 1 只。

做法：白果去壳，开水煮熟后去皮、蕊，再用开水焯后混入杀好去骨的鸭肉中。加清汤，笼蒸 2 小时至鸭肉熟烂后食用。

功效：可常食用，具有补虚平喘，利水退肿之功效。

适应证：适宜于晚期肺癌喘息无力、浑身虚弱、痰多者。

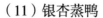

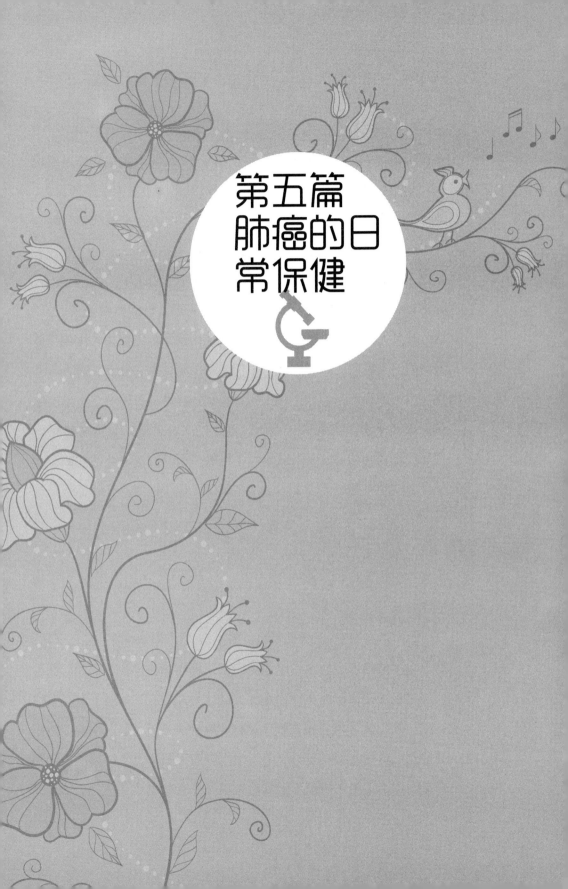

第五篇
肺癌的日
常保健

1. 抗氧化剂与肺癌有关吗?

专家回复：生物抗氧化剂是指生物体内合成的具有抗氧化作用或诱导抗氧化剂产生的一类物质。肺脏是机体对氧化应激极为敏感的器官。氧化损伤是致癌物导致癌变发生的重要机制之一。在致癌物代谢和细胞新陈代谢过程中，产生大量的活性氧类（reactive oxygen species，ROS），导致 DNA 损伤。8- 羟基脱氧鸟苷(8-OH-dG)的产生即为主要损伤类型，它可阻止 DNA 链的延伸，若不能及时修复，可引发肿瘤的发生。

自由基是人体代谢过程中的产物，抗氧化剂是可以保护人体免受自由基损伤的一类物质，两者在人体中保持着平衡关系。然而，压力、年龄老化、恶劣的环境条件如空气污染和吸烟，会增加身体中自由基的数量，从而破坏平衡。大量的试验研究已经证实，过量的自由基可以引发多种病理过程，如癌症、心脏病和中风等，而具有抗氧化活性的营养素，如 β- 胡萝卜素、维生素 C、维生素 E、硒、锌等，有助于避免这些损伤的出现。

2. 哪些维生素有防癌的作用?

专家回复：

（1）维生素 A：化学名为视黄醇。维生素 A 并非单一的一种化合物，而是有许多不同的形态。通常以醇类的方式存在，称作视黄醇，活性也最高；但也有一些属于醛类，称作视黄醛；另外还有一些属于酸类，称作视黄酸。维生素 A 酸（视黄酸）类物质有延缓或阻止癌前病变，防止化学致癌剂的作用，特别是对于上皮组织肿瘤，临床上作为辅助治疗剂已取得较好效果。β- 胡萝卜素具有抗氧化作用，有大量报道，β- 胡萝卜素是机体一种有效的捕获活性氧的抗氧化剂，对于防止脂质过氧化，预防心血管疾病、肿瘤，以及延缓衰老均有重要意义。

（2）维生素 E：是一种重要的脂溶性抗氧化剂。维生素 E 含量高的人，其患肺癌的几率比普通人低 19%。维生素 E 确实能阻止癌细胞最初阶段的生长。癌细胞是细胞的失控增殖，而维生素 E 作为一种抗氧化剂，能吸附到受损细胞的表面，并激发它们"自杀"。同时，维生素 E 也能增强人体免疫能力，能防止癌细胞侵入人体血管内，从而截断肿瘤获取营养的管道。

（3）维生素 C：也是重要的抗氧化剂。可以保护其他抗氧化剂，如维生素 A、维生素 E、不饱和脂肪酸，防止自由基对人体的伤害。丰富的胶原蛋白有助于防止癌细胞的扩散；维生素 C 的抗氧化作用可以抵御自由基对细胞的伤害，防止细胞变异；阻断亚硝酸盐和仲胺形成强致癌物亚硝胺。曾有人对癌症死亡患者解剖发现，患者体内的维生素 C 含量几乎为零。

（4）B 族维生素：包括维生素 B_1、维生素 B_2、维生素 B_6、维生素 B_{12} 等。B 族维生素参与 DNA 合成，保持基因组稳定性，辅助 DNA 修复，调节细胞的增殖和死亡等，从而起到抗癌、防癌的作用。B 族维生素中的叶酸是保持人体健康必需的物质，参与人体内多条代谢通路，特别是嘌呤和嘧啶的合成，它们是 DNA 合成和细胞复制所必需的。叶酸的来源主要有肝脏、豆类、菠菜、莴苣、橘子和木瓜等。

3. 还有哪些抗氧化剂可以防癌？

专家回复：类胡萝卜素是自然界广泛存在的天然色素，是有效的抗氧化剂。有关类胡萝卜素与肺癌发生、发展关系的研究主要见于 β-胡萝卜素、番茄红素、黄体素和玉米黄质。类胡萝卜素与发生肺癌危险间的确有一段相当长的潜伏期，饮食中玉米黄质含量与肺癌的发生存在显著负相关，认为玉米黄质可以作为人类肺癌发生的化学预防剂。番茄红素是胡萝卜素的异构体，是膳食中一种重要的类胡萝卜素，主要存在于番茄及其制品、西瓜、石榴中。它的抗氧化性能是天然类胡萝卜素中最强的。除此之外，番茄红素可以阻止内源性氧化剂造成的自发基因突变。通过保护 DNA 免受氧化损伤而起到抗氧化的作用。另外，番茄红素还有抑制癌细胞增殖和调节激素状态等作用。

4. 微量元素与肺癌有关吗?

专家回复：微量元素铁、锌、钙参与体内活性氧的代谢。关于人群血清铁、锌、钙含量与肺癌发生、发展的关系也有大量的研究。如锌在细胞电子传导、细胞增殖、免疫功能和抗击自由基等生理生化过程中有着广泛的作用。作为染色体结构的组成部分，它对 DNA 的完整性有重要的影响。锌还是约 1000 种蛋白的组成成分，包括电子转运蛋白、带锌的 DNA 结合蛋白、铜锌超氧化物歧化酶（CuZnSOD）和几种与 DNA 损失有关的蛋白如 P53。锌缺乏可诱导人肺纤维细胞氧化损伤增加和 P53 表达的改变。P53 是重要的肿瘤抑制因子，它是含锌的 DNA 修复蛋白。锌对于维持 DNA 完整性具有重要作用，充足的锌补给对于预防 DNA 损伤和癌症发生也有一定的意义。

因此，建议肺癌患者多食一些富含维生素、膳食纤维、微量元素的水果及蔬菜，以补充身体需要。长期适量且平衡地补充抗氧化营养素，有助于降低癌症的发病率及全死因死亡风险。通过膳食补充，可以改善其抗氧化营养状况，有助于抵御癌症。

5. 肺癌患者需要定期复查吗?

专家回复:肺癌患者术后复发和转移率较高,导致一部分患者会再次患肺癌,这是恶性肿瘤的基本特征。因此,我们要求肺癌患者术后都要进行定期检查、随访。建议肺癌术后患者第一年,每 3 个月复查一次;第二年,每半年复查一次;以后每年复查一次,持续终生。术后需要进行辅助化疗的患者或者终末期不可手术需要接受全身化疗的患者,一般 21 天为一个周期进行化疗,需完成 2 ~ 3 个周期后进行复查,评价疗效。特殊情况下,每个周期进行前需要行相关复查,评价疗效。

6. 肺癌患者需进行哪些化验检查?

专家回复:除了需要定期复查肺部 CT/ ± 增强,还需定期检查肺外的重要脏器,如颅脑、肝、肾、肾上腺、骨、淋巴结等。定期复查颅脑核磁 /CT+ 增强、腹部超声、全身骨扫描、浅表淋巴结超声,必要时行全身 PET-CT 检查,更好地发现有无肺外转移,从而指导下一步治疗。另外,实验室化验必要的项目:血常规可反映化疗、放疗或靶向治疗等后的骨髓抑制情况;血生化可反映化疗后肝肾功能、营养状况、肌肉损害等;凝血指标可反映患者凝血功能或肿瘤高凝状态;血肿瘤标志物可反映肿瘤疗效、预后等。以上均需要遵照医生的建议,定期复查。

7. 晚期肺癌患者有治疗价值吗?

专家回复:由于一些肺癌患者没有及时进行诊治,当确诊时疾病已经发展到中晚期,其中不少患者病情已经累及心脏及大血管。于是有一些人认为既然病情已经发展到中晚期,治与不治是一样的。其实不然。

统计资料表明，晚期肺癌患者如果不进行治疗，仅能生存 3 ~ 4 个月，而采取手术等综合治疗后，患者的生存质量明显提高，部分患者甚至能生存 3 ~ 5 年。可见，治疗与不治疗结果大不一样。特别是那些患非小细胞肺癌的患者，如果无远处淋巴转移，病变仅侵及临近脏器（如心脏、大血管、食管等），若能够接受手术，最大限度地切除肿瘤组织，就可以减轻肿瘤负荷，保护正常组织器官功能，延缓肿瘤进展。

8.肺癌患者术前需要进行哪些锻炼?

专家回复：

（1）肺功能锻炼。耐心说服患者在术前 2 周戒烟，每天晨间做深呼吸和咳痰训练。为有效改善患者肺功能，术前 2 周指导患者做如下运动：鼓励做上下楼运动，时间和速度以患者能耐受为准，每天 2 次；每天早晚到室外散步和慢跑，以上两项运动交替进行。练习时不要求速度和时间，患者可根据自己的身体状况间断进行；原地蹲起运动，每次做蹲起的次数逐渐增加，以患者能耐受为准，每天 3 次。以上训练强度由小到大，达到能连续上三层楼高的楼梯，散步和慢跑交替进行能完成一组，原地蹲起运动能连续做 10 个，锻炼后最高心率不超过 100 次/分钟，不心慌、气短和疲劳。采用以上训练方法收到较好的效果，均能按期进行手术。

（2）呼吸操锻炼。术前指导患者进行呼吸操锻炼。包括：①腹式呼吸：患者取平卧位，一手放于胸前，一手放于腹部，胸部尽量保持不动，吸气时稍用力按压腹部，胸尽量回缩，腹部鼓起，同时吸气时用鼻深吸气，屏气 1 ~ 2 秒，呼气时缩唇，像吹口哨一样缓慢呼气 4 ~ 6 秒，吸气与呼气时间比为 1：2；②深呼吸运动：他人可将双手放在患者胸廓两侧给予辅助，随口令进行深吸气长呼气，患者深吸气时他人手放松，长呼气时加压，10次为一组，每组锻炼后休息30分钟，再反复进行并结合翻身、拍背等，协助排痰。

 9. 术后肺癌患者需接受哪些康复锻炼?

专家回复：肺切除手术均用气管插管麻醉，插管及麻醉药物的刺激使气管、支气管黏膜受到损害，影响纤毛运动，加之气管、支气管反应性增强，分泌物增加积聚，术后切口疼痛，胸廓活动受限，应用镇静止痛药物等，均使痰不易咳出，可导致肺部感染、肺脓肿、肺不张等。为了预防术后肺不张和肺部感染的发生，尽量鼓励、指导患者咳嗽，排痰，积极进行呼吸训练。麻醉清醒后再对患者进行咳痰重要性教育，为减轻患者咳嗽时的疼痛，辅以保护手术切口，护理人员协助患者咳嗽排痰。方法：①刺激咳嗽法：医护人员一手轻轻按压在切口处，另一手的食指和中指放在胸骨上窝总气管处，在吸气末刺激总气管，使其产生咳嗽，鼓励患者先轻咳，然后深吸气用力做爆发性咳嗽排痰，同时食指和中指在总气管处给予压力，使咳嗽时的气流加大将痰液排出。对于体弱，不配合做有效咳嗽或支气管哮喘的患者，为避免过度疲劳或支气管痉挛，可先进行5～6次深呼吸，在深吸气后保持张口然后浅咳，将痰咳至咽部再迅速将痰咳出。②叩打震动法：护理人员手呈杯状，腕部弯曲，轻轻地拍打背部或胸壁，自下而上，不可用掌心或掌根。拍打时用腕力和肘关节力，每次拍打3～5分钟，同时让患者咳嗽把痰液排出。肺全切患者不宜采用叩打震动法。

10. 肺癌患者疼痛时怎样护理?

专家回复：大多数晚期肺癌患者经过长期的化疗以及放疗，会出现身体抵抗力差、消瘦、器官衰竭、癌痛等各种并发症及生理功能障碍，因此，熟练优质的护理非常重要。

晚期肺癌患者的疼痛主要是由肿瘤组织直接压迫或侵犯神经所致，但有时也可由患者的心理因素引起。癌痛不仅会给患者带来肉体上的巨大痛苦，还会引起精神上的绝望，所以，医护人员应给予患者必要的止痛处理。护理人员应遵医嘱用药物止痛，正确选择止痛药物的种类与剂量，以及给药时间和方法；加强巡视与观察，及时记录患者对止痛药的耐受性及不良副作用。护理人员可通过帮助患者按摩、聊天、放音乐等方法分散注意力，以消除患者对疼痛的恐惧感，提高疼痛阈值，减轻癌痛折磨。

11. 长期卧床的晚期肺癌患者皮肤怎样护理?

专家回复：晚期肺癌患者一般长期卧床，加上身体极度衰竭、消瘦、水肿及伴有大小便等分泌物刺激，皮肤易发生褥疮。护理人员需给患者定时翻身、勤擦洗，保持皮肤干燥，使皮肤免受分泌物刺激，保持床单干净整洁，必要时使用气垫床。若发现褥疮，予及时处理。

12. 长期卧床的晚期肺癌患者口腔怎样护理?

专家回复：上呼吸道和口腔存在大量定植菌，老年肺癌患者发生饮食呛咳、误吸，易引起吸入性肺炎。一些晚期肺癌患者机体免疫力低下，加之放、化疗等原因，口腔常出现溃疡、糜烂、发炎、出血等病变，因此做好患者的口腔护理非常重要。首先，鼓励患者勤用淡盐水或者漱口水漱口，刷牙用软毛牙刷以免引起口腔黏膜损伤。需要做口腔护理的患者，首先要向患者解释清楚，取得患者的配合；做口腔护理时动作要轻柔，避免损伤口腔黏膜。

13.长期卧床的晚期肺癌患者排泄怎样护理?

专家回复：晚期肺癌患者由于长期放、化疗以及止痛药的原因，经常会出现腹胀、便秘，可给予其热敷或者腹部按摩，鼓励患者多吃香蕉等食物，必要时给予通便药，或者给予开塞露、甘油灌肠，或者喝香油等方法帮助患者排便，以解除患者便秘的痛苦。有的患者会出现腹泻，应及时给予止泻药物、补充电解质，保持会阴及肛门周围皮肤清洁。尿潴留患者，必要时给予导尿处理，动作轻柔，避免尿道损伤。

14.肺癌患者发生呼吸困难时怎样护理?

专家回复：呼吸困难是晚期肺癌患者常见的症状，发生严重呼吸困难出现呼吸衰竭是导致死亡的直接原因。晚期肺癌患者由于肿瘤压迫等原因使有效呼吸面积减少，因肿瘤病情不能有效缓解，患者呼吸困难程度持续加剧。对这类患者首先要遵医嘱给予低流量吸氧、雾化吸入以及扩张支气管的药物以缓解患者呼吸困难症状；若持续低氧，可予储氧面罩吸氧，提高氧流量；若出现二氧化碳潴留，电解质紊乱，可给予无创呼吸机辅助通气；若患者出现严重呼吸衰竭，神志不清，危及生命，可给予气管插管接呼吸机辅助通气等抢救措施。应保持病房合适的温度及湿度，必要的空气流通，病房严禁吸烟以免刺激患者发生支气管痉挛。

15. 肺癌患者心理护理需要注意哪些?

专家回复：肺癌患者对疾病的不了解，对疾病本身的恐惧；周围亲人的紧张和过分关心，使其忧心忡忡，惶恐不安；化疗及病情所带来的不适和疼痛等往往使患者心理上产生了巨大的压力，畏惧感油然而生，表现出忧虑、愤怒、抵触和绝望悲观的心理状态。这些负面情绪严重影响了患者带瘤生存的效果。凡乐观向上、积极配合治疗者，其免疫功能也逐渐得以提高，反之则损伤其免疫功能。

通过网络、书籍、参加课程班等，向肺癌患者传递肺癌相关知识，让患者知道癌症不等于痛苦和死亡，伴随着科技的进步，用新的治疗手段和药物减轻病痛，提高生存率，改善并延长寿命是完全可能的，从而克服恐惧、绝望情绪，勇敢面对现实，消除心理负担，调动机体的内在动力，有利于提高免疫力。

护理人员应耐心地告知患者肺癌的防治及保健，指导其正视疾病，保持心理平衡；给予战胜疾病的自我暗示，心态积极地面对疾病，保持良好的心理状态积极配合临床治疗；还要做好患者家属工作，家人的乐观情绪对患者会产生较大影响，让患者感到温暖和爱心，使患者有勇气面对现实，接受后续治疗。

晚期肺癌患者在院期间可与同病区患者建立良好的病友间人际关系，病友之间相互安慰和支持，病友的沟通交流和亲人的安慰帮助患者解除孤独感和陌生感，促进疾病康复。

鼓励患者积极参加有益于身心健康的集体活动。如舞蹈、太极、打牌、下棋、阅报等，设法调整患者的情绪，让其拥有积极的心态面对癌症。

肿瘤的治疗费用昂贵，给家庭带来巨大的经济负担。许多肺癌患者担心医疗费用而不愿意继续接受治疗。因此，在谈及生活治疗费用时尽量避开患者。根据当地有关政策或医保报销要求，减轻经济负担，必要时号召社会伸出援助之手，让患者更加珍惜生命、热爱生活，解除后顾之忧，以利于患者疾病的转归。